hanser**blau**

Birgit Bulla

Noch ganz dicht?

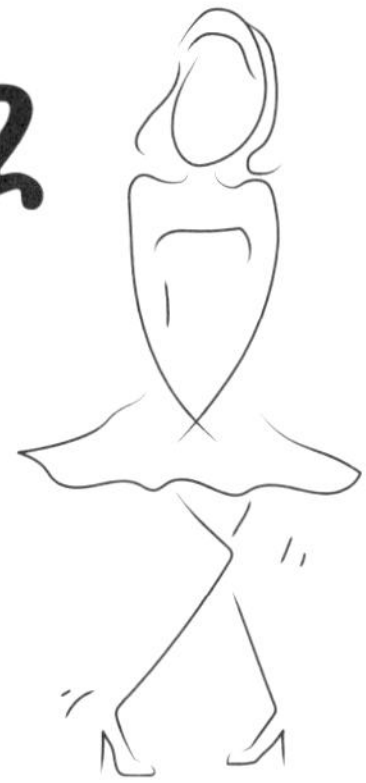

Alles Wissenswerte über die

Blase

Mit Zeichnungen von
Annette Bulla

hanserblau

1. Auflage 2020

ISBN 978-3-446-26799-2

Umschlag: ZERO Werbeagentur, München
Foto Cover und Innenklappe: © Katja Brömer
Illustration Cover und Innenteil: © Annette Bulla
Satz: Satz für Satz, Wangen im Allgäu
Druck und Bindung: CPI books GmbH, Leck
Printed in Germany

MIX
Papier aus verantwortungsvollen Quellen
FSC® C083411

Inhaltsverzeichnis

5. *Noch ganz dicht?*
Blasenschwäche und Inkontinenz

6. Ihr seid schwanger?
Das sagt eure Blase dazu

7. Pflege für die Blase:
So halten wir unsere Blase gesund

8. Witzige Fakten über die Blase

An alle Problem-Blasen-Besitzer*innen: Ihr seid nicht allein!

Seit ich siebenundzwanzig Jahre alt bin, muss ich immer. Ich bin die, die immer den Randplatz im Kino oder im Flugzeug will. Die nochmal schnell auf die Toilette hüpft, bevor sie das Haus verlässt. Die mit der Reizblase. Was das heißt? Meine Blase bestimmt mein Leben und zwingt mich etwa jede halbe Stunde aufs Klo – und das superdringend. Sie schaltet von null auf hundert in Sekunden wie ein Ferrari. Nur dass ich mit diesem Ferrari leider nicht so angeben kann.

Eine verrücktgewordene Blase ist leider gar nicht so selten. Die Blasenentzündung ist zum Beispiel die zweithäufigste Erkrankung, die Frauen zur Ärztin führt. Die Inkontinenz wird von Fachleuten mittlerweile als Volkskrankheit bezeichnet. Trotzdem werden Probleme rund um die Blase immer noch stiefmütterlich behandelt. Gerade Frauen und Mädchen fällt es schwer, sich mit diesem Thema auseinanderzusetzen. Und warum? Weil die Aufklärung fehlt.

Dabei tut sich gerade in letzter Zeit einiges untenrum: Bücher, Beiträge und Blogs klären uns über unsere Vagina und deren Besonder- und Eigenheiten auf. Unsere Periode ist ein akzeptiertes Zeichen von Weiblichkeit geworden, das wir mit superstylishen und schönen Produkten zelebrieren. Die knallpinke Box der Periodentasse im Badezimmer verstecken, bevor Besuch kommt? Sowas von 2012. Den weiblichen Körper so anzunehmen und abzufeiern, wie er ist – mit allen Haaren, Dellen und Flüssigkeiten –, war noch nie so angesagt wie jetzt. Das ist natürlich super für uns und unsere Vagina. Aber unsere Blase? Die fristet ein eher unbeachtetes und schüchternes Dasein und schielt neidisch auf den Erfolg ihrer Kollegin.

In der Fachliteratur wird der Blasenapparat in der Regel aus der männlichen Perspektive besprochen. Häufig werden erst typische Männerprobleme mit der Prostata, den Hoden oder dem Samenleiter durchgekaut (bitte nicht wortwörtlich nehmen). Blättert man sich durch Urologie-Fachbücher, erfährt man in aller Ausführlichkeit, warum Männer Schwierigkeiten auf der Toilette haben. Spoiler: Meistens hat es etwas mit der Prostata oder Harnsteinen zu tun. Und das ist ja auch superwichtig. Aber eben nur für Männer, also knapp 50 Prozent der Weltbevölkerung.

Warum das so ist? Nun wahrscheinlich, weil die komplette medizinische Forschung von Anfang an auf den männlichen Körper ausgelegt war. Wusstet ihr, dass Wissenschaftler früher dachten, wir Frauen seien nur eine kleinere, zartere Ausgabe der Männer? Tatsächlich aber zeigen Frauen ganz andere Krankheitssymptome als Männer und sollten deswegen natürlich auch anders behandelt werden. Das gilt natürlich besonders für die Blase. Doch selbst in lifestyligen Medizinbüchern, also denen, die auch normalsterbliche Leser*innen verstehen, ist es um die weibliche Blase eher schlecht bestellt. Begibt man sich in einschlägigen Buchläden oder Onlineshops auf die Suche, stößt man entweder wieder auf die Prostata und den männlichen Blasenapparat oder aber auf Bücher über Sex und Blowjobs …

Ist man – also Frau – dann gezwungen, eine urologische Praxis aufzusuchen, weil sich eine Entzündung ankündigt oder es einfach buchstäblich nicht mehr so gut läuft, macht sich das Gefühl breit: It's a man's world. Von den Patient*innen im Wartezimmer sind 99 Prozent männlich.

Höchste Zeit also, der weiblichen Blase endlich die Aufmerksamkeit zu schenken, die sie verdient. Es kann zum Beispiel gefährlich sein, zu selten auf die Toilette zu gehen. Oder einiges über eure Psyche aussagen. Es ist wirklich erstaunlich, was unsere Blase den ganzen Tag lang leistet. Ich habe mich noch nie so intensiv mit dem menschlichen Körper befasst wie bei der Recherche für dieses Buch. Ich habe mir die Nächte in verschiedensten Foren im Internet um die Ohren geschlagen. Mit den unterschiedlichsten Fachleuten gesprochen. Bücher gewälzt, die sonst nur Student*innen für ihre Prüfungen brauchen. Mittlerweile finde ich es fast schade, dass ich früher zu faul für ein Medizinstudium war (o. k., erwischt, meine Abi-Noten waren auch zu schlecht). Vielleicht wäre ich eine tolle Urologin geworden. Aber o. k., als Redakteurin – das ist mein eigentlicher Beruf, wenn ich nicht gerade alles über die Blase lese – lebt es sich auch ganz gut. Hier aber teile ich meinen eigenen Leidensweg, wie die Freundin, die man als Betroffen*e am liebsten mit ins Wartezimmer nehmen würde – und der du alle Fragen stellen kannst. Wie lebt es sich als Vielpinkler*in? Zu welchen Ärzt*innen sollte man zuerst gehen, und was passiert dort? Wie laufen Untersuchungen ab, welche Therapiemöglichkeiten gibt es und wie fühlen sich diese an? Daneben möchte ich auch Lösungsvorschläge aufzeigen, die Ärzt*innen nicht immer parat haben. Ihr könnt nämlich auch selbst etwas zu eurer Gesundheit beitragen, indem ihr ab und zu über den Tellerrand (oder eben Blasenrand) schaut und hartnäckig bleibt.

Aber Achtung, dies ist kein medizinisches Sachbuch. Ich bin keine Ärztin, sondern Patientin. Apropos Patientin. Da sich dieses Buch überwiegend an Frauen wendet, sind alle Berufsbezeichnungen in der weiblichen Form gehalten. Wundert euch also nicht, wenn ihr ständig Ärztin und Urologin lest. Ich für meinen Teil fand es übrigens auch angenehmer, meine Krankheitsgeschichte und die daraus resultierenden Probleme mit einer Frau zu besprechen.

Selbstverständlich möchte ich aber natürlich keine Person hier ausschließen.

So, und während ich diesen Text geschrieben habe, musste ich schon dreimal auf die Toilette …

I.

Die Blase und ihre Arbeitskolleg*innen

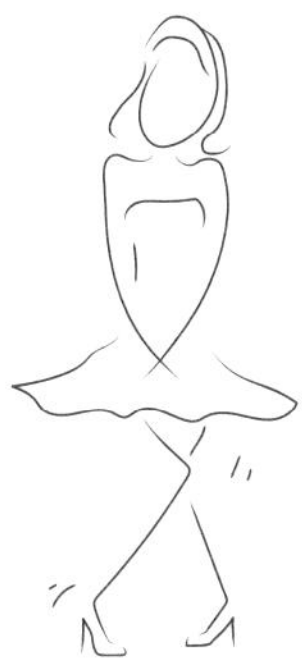

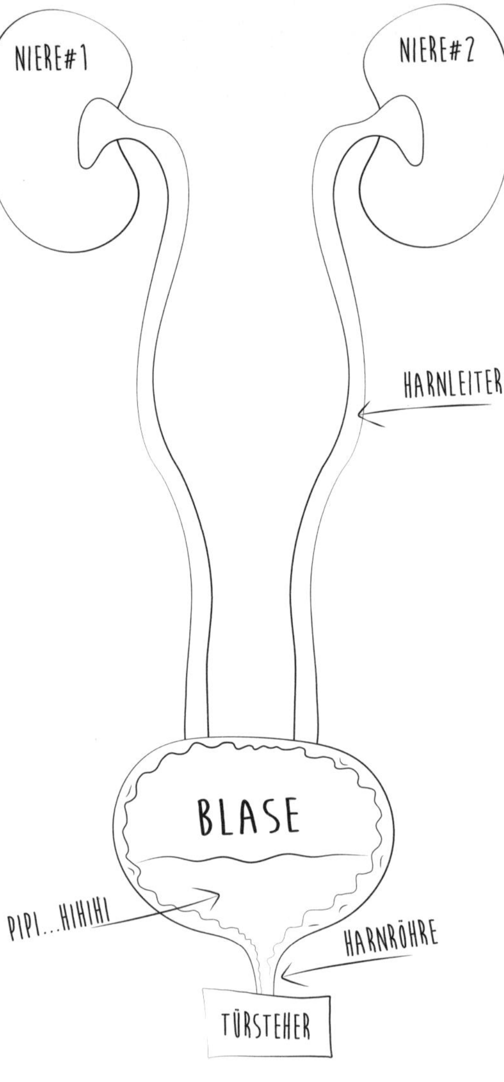
NIERE#1
NIERE#2
HARNLEITER
BLASE
PIPI...HIHIHI
HARNRÖHRE
TÜRSTEHER

Der Harnapparat gehört zu den sexiesten Organen, die wir Menschen besitzen. Vom anatomischen Aufbau her ähnelt er fast einer Statue oder einem Pokal, den man sich stolz ins Regal stellen würde. Oben sitzen perfekt zu einander gespiegelt zwei ovale Nieren, die jeweils über einen filigranen Harnleiter mit der weiter unten liegenden Blase verbunden sind. Diese wiederum wird von der trichterförmigen Harnröhre abgeschlossen, die sich wie ein Schwanenhals nach unten wölbt und von den Schließmuskeln durchbrochen nach außen zum Blasenausgang führt.

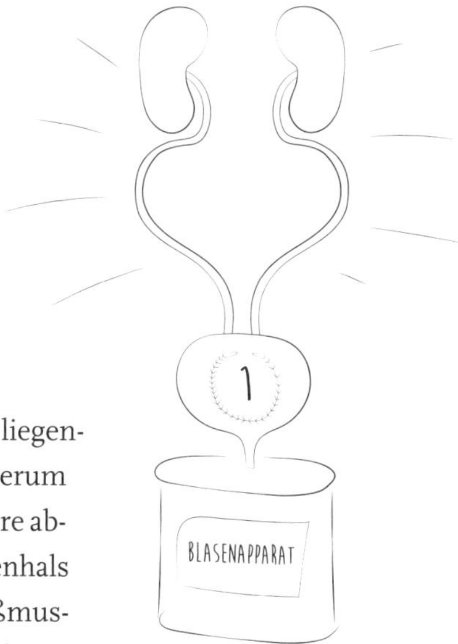

Seine super Ausstrahlung und Optik ist dem Harnapparat dabei aber nicht zu Kopf gestiegen, er ist sich für nichts zu schade. Seine Hauptaufgabengebiete: Klärwerk, Zwischenspeicher, Absicherung und Ausgang. So richtig viel Aufmerksamkeit erhält er dafür allerdings nicht – solange er seine Arbeit gewissenhaft und pflichtbewusst absolviert. Erst wenn es nicht mehr so richtig funktioniert, fangen wir an, uns mit Blase, Niere und so weiter zu beschäftigen.

Die Niere:
Klärwerk des Körpers

Die Hauptaufgabe der Nieren ist es, Abfallstoffe aus dem Blut zu filtern und daraus Urin zu produzieren. Verantwortlich dafür sind Nierenkörperchen, die außen auf der Nierenrinde liegen und den lieben langen Tag unser Blut nach Schadstoffen abscannen und es filtern. Eine echte Mammutaufgabe: Pro Tag fließt unser gesamtes Blut – also fünf bis sechs Liter – etwa 300 Mal durch die Nieren. Insgesamt filtern die kleinen Nierenkörperchen täglich also etwa 1700 Liter Blut (und ihr dachtet, ihr hättet einen stressigen Job).

Aus den hier gefilterten Schadstoffen entsteht dann der erste Primärharn, eine Vorstufe des Sekundärharns, also des fertigen Urins, den wir später auspinkeln. Dieser Primärharn wird durch die sogenannten Nierenkanälchen gespült, hier findet der eigentliche Brauvorgang des Urins statt, bei dem 150 bis 180 Liter Primärharn am Tag entstehen. Aus dem Primärharn wird jetzt alles wieder herausgefischt, was der Körper vielleicht doch noch gebrauchen könnte. Etwa 99 Prozent dieses Filtrats werden dem Körper wieder zurückgeführt, das sind überwiegend Wasser, aber auch Moleküle, wie Zucker, kleine Eiweiße und Mineralstoffe wie Natrium oder Magnesium. Würden wir das Wasser nicht zurückbekommen, würden wir schnell daran sterben.

Ist dieser Prozess erfolgreich beendet, wird der Sekundärharn – 0,5 bis 2 Liter am Tag – durch die Sammelrohre geleitet. Auf dem Weg wird ihm weiter Wasser entzogen, bis er noch stärker konzentriert im Nierenbecken gesammelt wird. Hier wird er nun über die Harnleiter, die an einer kleinen Einbuchtung an den Nieren befestigt sind, weiter in unsere Blase gepumpt.

Als ob Filtern, Recyceln und Urinbrauen nicht schon genug wäre, haben die Nieren als echte Workaholics noch weitere wichtige

Aufgaben: Sie regulieren unseren Blutdruck, indem sie mehr oder weniger Wasser aus dem Blut filtern. Es gilt: Behalten die Blutgefäße mehr Wasser, nimmt die Blutmenge zu und unser Blutdruck steigt. Zapfen die Nieren ihnen hingegen mehr Wasser ab, nimmt die Blutmenge ab, der Blutdruck sinkt. Daneben stellt die Niere das Hormon Erythropoetin her, das die Bildung der roten Blutkörperchen im Knochenmark anregt, und produziert Calcitriol, eine aktive Form des Vitamins D. Es reguliert die Kalziummenge in unserem Körper und ist deshalb superwichtig für unseren Knochenaufbau. Außerdem halten die Nieren den Säure-Basen-Haushalt im Gleichgewicht, indem sie während des Filterprozesses dafür sorgen, dass unser Blut weder zu sauer noch zu basisch wird. Ganz schön tolle Teile, diese Nieren.

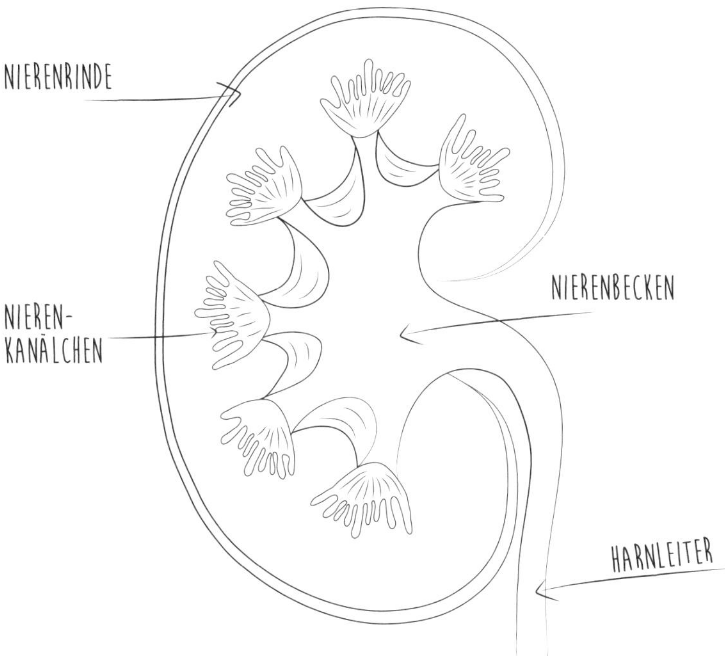

Die Harnleiter:
die Strohhalme der Blase

Die Harnleiter sind die Verbindungsglieder zwischen Niere und Blase und pumpen den fertigen Urin aus den Nierenbecken. Um wichtiger zu klingen, nennt sich der Harnleiter auch gerne Ureter – schönstes Angeberwissen. Diese zwei Ureter also sind zwischen 25 und 30 Zentimeter lang und haben einen Durchmesser von etwa zwei bis vier Millimetern. Mich erinnern sie immer etwas an den Stiel einer Blume. Also, wenn die Blase die Wurzel und die Nieren die Blüte wären … Egal, zurück zu den Harnleitern.

Damit der Urin auch immer schön Richtung Blase läuft und nicht umgekehrt wieder zurück, verfügen die Harnleiter über eine glatte Muskulatur, die sich wellenförmig zusammenzieht und den Urin so sicher und ohne Umwege in die Blase transportiert. Diese sogenannte peristaltische Welle durchläuft den Ureter mehrmals in der Minute, so dass die Schläuche eigentlich ständig in Bewegung sind. Am Blaseneingang sind die Harnleiter so mit der Blasenmuskulatur verwebt, dass sie wie eine Art Ventil wirken, das verhindert, dass bereits eingefüllter Urin zurück in die Harnleiter laufen kann. Falls ihr euch schon immer gefragt habt, warum wir selbst im Kopfstand noch eine volle Blase haben und pinkeln könnten – das ist der Grund.

Die Blase: muskulöse Tupperdose für unseren Urin

Unsere Blase ist ein Hohlorgan, das sich mittig im Unterbauch, hinter dem Schambein, befindet und auf dem Beckenboden aufliegt. Hauptaufgabe der Blase ist, den Urin zu speichern, so lange zu warten, bis genug angesammelt ist, und ihn dann im passenden Moment zu entladen. Diese Entladung der Blase wird im Fachjargon Miktion genannt.

Damit das Pinkeln reibungslos funktioniert, verfügt die Blase über allerlei tolle Gimmicks. Äußerlich ist sie von einer weichen Bindegewebsschicht umhüllt, diese schöne Verpackung grenzt sie von anderen Organen ab wie eine Art Gartenzaun. Darunter liegt eine Muskelschicht, der sogenannte Destrusor (ja, hört sich an wie ein böser Pokémon). Dieser Muskel ist faltig und dehnt sich je nach Füllungsgrad aus, so dass sich die Blase vergrößern kann, ohne zu reißen.

Apropos Füllungsgrad: Im ungefüllten Zustand ist unsere Blase eher oval und liegt fast wie eine kleine Schale im Becken. Je voller sie wird, desto runder wird sie auch. Ist sie dann irgendwann proppevoll, erinnert ihre Form eher an die einer Birne oder eines mit Wasser gefüllten Luftballons, den man oben festhält. Das Fassungsvermögen der Blase ist von Mensch zu Mensch verschieden. In der Regel können wir Ladies aber 350 bis 550 Milliliter speichern, während die Jungs ganze 550 bis 750 Milliliter fassen können (unfair, nicht wahr?).

Von innen ist die Harnblase mit einer schützenden Schleimhaut ausgekleidet, der sogenannten Urothel. Hier sitzen kleine Sensoren, die den Füllungsgrad der Blase messen und weiter an unser Gehirn leiten. Ich finde die kleinen Dinger sehr sympathisch und stelle mir sie vor wie kleine Smileys, die in meiner Blase Spaß haben.

Daneben dichtet die innere Schleimhaut die Blase ab und ver-

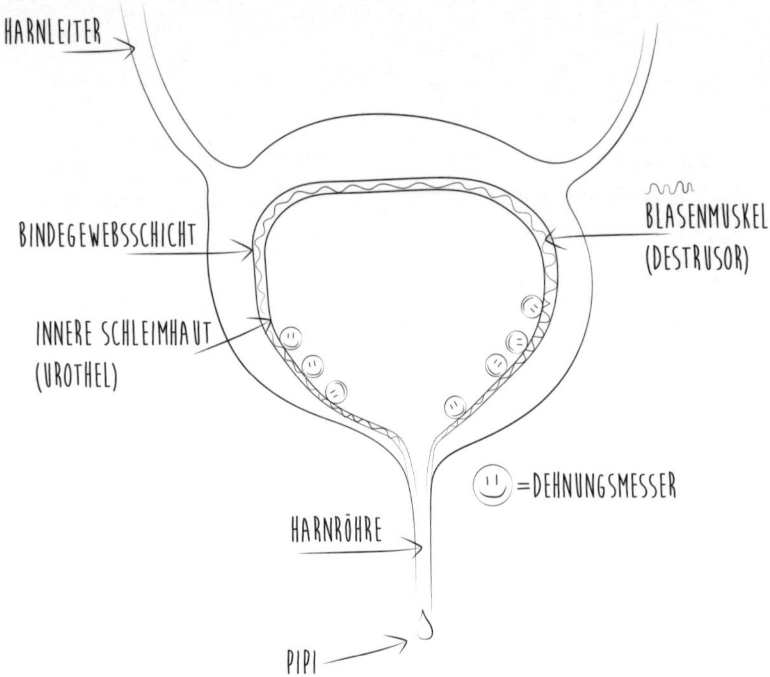

hindert, dass der Urin in den umliegenden Bauchraum sickert – ähnlich wie bei einem Schwimmbecken. Gleichzeitig schützt sie die Blasenwand vor Eindringlingen wie Bakterien und Viren und sorgt dafür, dass der Urin nicht in direkten Kontakt mit der Blasenwand kommt. Das wäre nämlich sehr schmerzhaft und kann auch zu Entzündungen und Infekten führen (mehr dazu auf Seite 87).

Die Harnröhre: Urinrutschbahn in die Außenwelt

Diese Entleerung findet über die Harnröhre statt. Wie ein kleiner Rüssel ist die am unteren Ende der Blase angebracht, läuft weiter durch den Beckenboden und tritt bei uns Frauen schließlich in der Vulva, direkt über der Klitoris, ins Freie. Die weibliche Harnröhre misst etwa drei bis fünf Zentimeter, die Boys sind mit satten 20 Zentimetern ausgestattet (yep, die 20 Zentimeter stimmen hier in der Regel wirklich).

Äußerlich ist die Harnröhre, die auch Urethra genannt wird, mit einer Muskelschicht ummantelt, die wiederum mit der Blasen- und Beckenbodenmuskulatur verbunden ist. Innerlich ist sie wie alle harnableitenden Organe mit einer schleimigen Schutzschicht ausgekleidet, die Bakterien fernhalten soll. Gelingt das nicht, steht schon bald unsere allseits verhasste Bekannte, die Blasenentzündung, auf der Matte (mehr dazu in Kapitel 3 auf Seite 69).

Während die weibliche Harnröhre nur als Pipirutschbahn fungiert, entweicht durch die männliche Harnröhre noch eine weitere Körperflüssigkeit: das Sperma. Dadurch, dass die samenleitenden Wege bei Männern in die Harnröhre einmünden, wird eben auch hier das Sperma aus dem Körper ausgeschieden – oder eben abgespritzt. Deswegen nennt man die männliche Harnröhre auch Samenröhre. Und alle, die es schon immer wissen wollten, sich aber nie getraut haben, zu fragen: Pinkeln und gleichzeitig abspritzen ist anatomisch unmöglich.

Die Schließmuskeln: Türsteher des Körpers: »Du kommst hier nicht rein ... äh ... raus!«

Damit auch alles schön dicht ist und nichts unfreiwillig tröpfelt, hat die Blase extra zwei Schließmuskeln am unteren Ende montiert, die wie Türsteher fungieren. Nur dass sie hier eben nichts nicht rein-, sondern rauslassen sollen. Man unterteilt sie in den inneren und äußeren Schließmuskel. Der innere Schließmuskel besteht aus einem schwellkörperartigen Venengeflecht und liegt direkt zwischen Blase und Harnröhre. Ist er aktiviert, zieht sich die

Harnröhrenschleimhaut zusammen und hält dicht, damit sich die Blase füllen kann, ohne dass es tröpfelt. Quasi wie eine Schraubklemme, die eure Blase so lange abdichtet, bis sie voll und bereit zur Entleerung ist. Der äußere Schließmuskel liegt direkt am unteren Teil der Harnröhre an der Grenze zum Beckenboden und ist sozusagen die letzte Festung, bevor es nach draußen geht. Anders als der innere Schließmuskel kann der äußere von uns absichtlich angespannt und lockergelassen werden. Ist die Blase voll, öffnet sich der innere Schließmuskel, so dass schon mal etwas Urin nach unten in die Harnröhre fließen kann. Das reduziert minimal den Pinkeldruck und verschafft uns so mehr Zeit. Sind wir bereit zu Pinkeln, öffnen wir aktiv den äußeren Schließmuskel und es heißt: *bye bye Urin, gute Reise.*

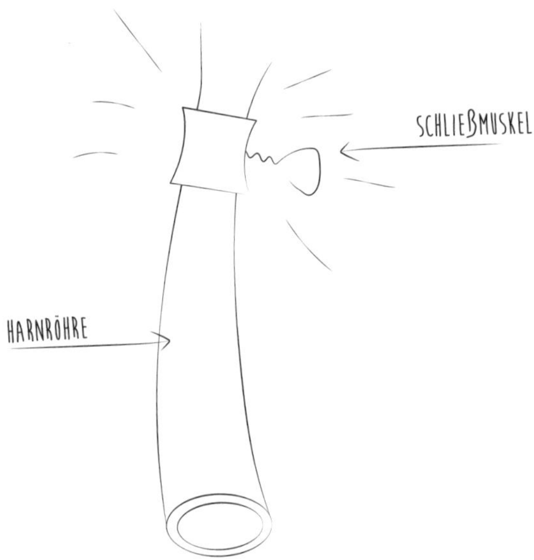

Der Beckenboden: das Mutterschiff, das alles zusammenhält

Der Beckenboden ist ein vielschichtiger Muskel, dessen drei Muskelschichten gitterförmig verwebt sind und sich leicht gewölbt vom vorderen Schambereich nach hinten zum unteren Teil der Wirbelsäule erstrecken. Wäre er ein Mensch, dann die Sorte, die zu allem Ja und Amen sagt und jede ihm gestellte Aufgabe gerne übernimmt. Ein Dankeschön? Ach was, der Beckenboden macht's doch gerne. Aber was denn eigentlich? Nun, zuerst einmal liegt er wie eine schützende Schale unterhalb des Beckens und hält so unsere inneren Organe zusammen. Als ob das nicht schon gut genug wäre, ermöglicht er uns eine aufrechte und selbstbewusste Haltung, was uns ganz natürlich noch attraktiver wirken lässt (hey Sexy!).

Apropos attraktiv: Auch für unser erfülltes Sex-Life ist der Beckenboden wichtig. Ist die Beckenbodenmuskulatur nämlich ausreichend trainiert, verschafft sie uns durch die richtige (Ent-)Spannung mehr Spaß im Bett und intensivere Orgasmen.

Der Beckenboden sorgt außerdem dafür, dass unsere Schließmuskeln ordnungsgemäß funktionieren. Damit unsere Blase genug Urin sammeln kann, verschließt die Beckenbodenmuskulatur die Harnröhre. Erst wenn die Rezeptoren das Go für die Entleerung geben, lässt der Beckenboden locker und entspannt die Schließmuskeln, der Urin kann abfließen. Ist das passiert, die Entleerung hat geklappt, wir sind zufrieden und erleichtert (im wahrsten Sinne des Wortes), nimmt der Beckenboden wieder Spannung auf, so dass das ganze Spielchen wieder von vorne beginnen kann.

Daneben schützt ein gut trainierter Beckenboden aber auch vor Inkontinenz. Klar, je besser wir den äußeren Schließmuskel unter Kontrolle haben, desto länger und sicherer können wir unseren Urin halten. Ist der Beckenboden allerdings schwach und untrainiert, sind wir dazu oft nicht mehr in der Lage, so dass bereits ein kleines »Hatschi« oder »Hust-Hust« dazu führen kann, dass uns ein kleiner Strahl Urin entfleucht.

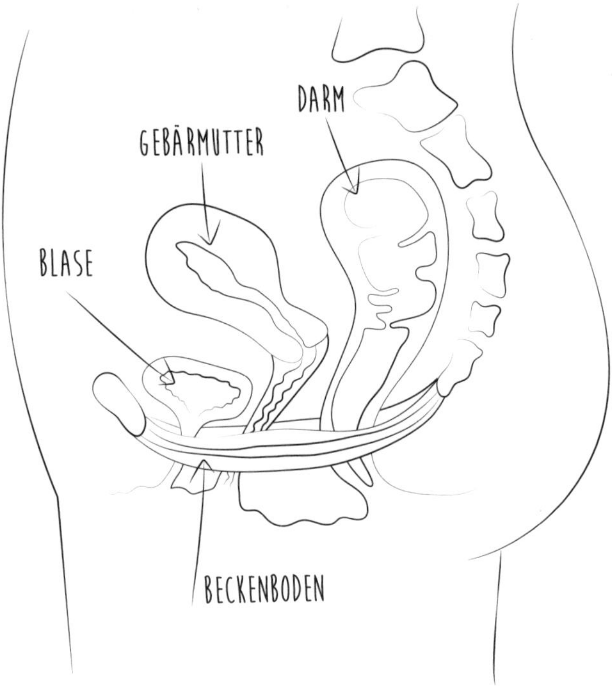

2.

Pinkeln, strullern, urinieren: Wissenswertes übers Wasserlassen

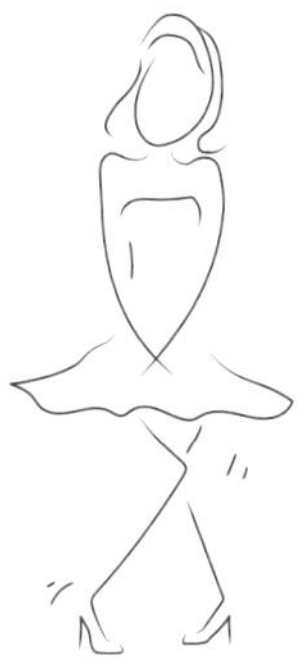

Die einen lesen auf der Toilette ihre Lieblingszeitschrift, andere machen Sudoku, tindern oder bohren in der Nase (letztere zwei wahrscheinlich gleichzeitig). Ich dagegen mache mir Gedanken darüber, was da eigentlich gerade in meinem Körper passiert, während ich pinkle. Das ist viel spannender als die oben aufgezählten Beschäftigungsmöglichkeiten.

Wasser marsch: *So funktioniert das Wasserlassen*

Ihr habt vor etwa zwei Stunden eure Literflasche Apfelschorle geleert und fragt euch nun, was wohl gerade mit der Flüssigkeit in eurem Bauch passiert. Die Apfelschorle gelangt durch die Speiseröhre in den Magen und von da aus in den Darm. Durch die Darmschleimhaut wird ein Teil der Schorle bereits ins Blut aufgenommen und durch unseren Körper gepumpt, das Blut gibt dabei Nährstoffe an den Körper ab, nimmt Giftstoffe auf und gelangt irgendwann in unsere Nieren. Die filtern das Blut, reinigen es und verarbeiten es schließlich zu Urin. Über die Harnleiter gelangt der Urin nun in die Blase.

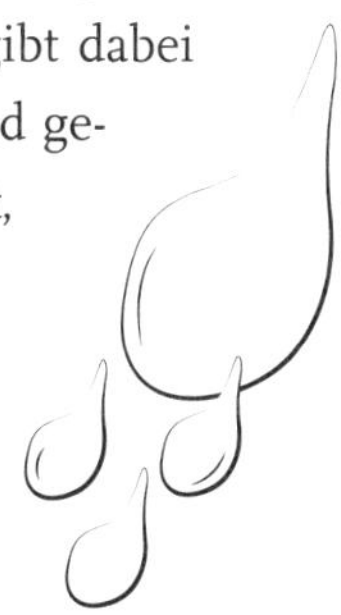

Hier messen die Dehnungssensoren die steigende Wandspannung der Blase und schicken ab einer bestimmten Füllmenge Meldung an unser Gehirn: »Hey Meister, wir wären dann so langsam voll, sieh mal zu, dass du das nächste Klo ansteuerst.« Dieses Signal ist aber noch so schwach, dass viele es gar nicht unbedingt wahrnehmen. Das erste Mal aktiv spüren wir es meist erst, wenn die Blase bereits bis etwa zur Hälfte gefüllt ist. Starker Drang entsteht in der Regel bei etwa 70 Prozent Füllung der Blase. Wir könnten jetzt auf die Toilette, müssen aber nicht unbedingt. Erst bei 90 Prozent verspüren wir dieses typische Ich-muss-dringend-zur-Toilette-Gefühl und sollten uns beeilen, ein stilles Örtchen aufzusuchen. Und good to know: Während dieses ganzen Prozederes hören die Nieren auf, neuen Urin zu produzieren.

Der komplette Speicher- und Auslassvorgang der Blase wird über das vegetative Nervensystem gesteuert. Das können wir selbst nicht beeinflussen, es läuft quasi mittels Autopilot. Das vegetative Nervensystem wird in zwei verschiedene Bahnen unterteilt: den Sympathikus und den Parasympathikus. Die Namen sagen nichts über die jeweilige Nettigkeit der Nervenbahnen aus.

Der Sympathikus ist der aktive Teil des vegetativen Nervensystems und dafür verantwortlich, dass unsere Blase ordentlich Urin sammeln kann. Das tut er, indem er den Schließmuskel verschlossen hält und gleichzeitig den Blasenmuskel entspannt. Ist die maximale Füllmenge erreicht, gibt unser Gehirn das Go zum Wasserlassen und der Miktionsreflex wird ausgelöst. Hierfür ist der Ruhenerv, der Parasympathikus, zuständig, der genau das Gegenteil des Sympathikus tut: Er zieht den Blasenmuskel zusammen und öffnet gleichzeitig den inneren Schließmuskel, was den Pinkeldrang nochmal verstärkt.

Aber keine Angst, trotzdem machen wir uns jetzt nicht in die Hose. Dafür sind wir ja mit zwei Schließmuskeln ausgestattet. Spannen wir den äußeren Schließmuskel an, den wir selbst steuern können, lässt sich so der Pinkeldrang noch weiter hinauszögern. Ist dann endlich ein passender Platz zur Entleerung gefunden, entspannen wir den Schließmuskel aktiv, der Blasenmuskel zieht sich weiter zusammen und presst den Urin hinaus. Voilà, wir pinkeln. Herrlich!

Unsere Apfelschorle hat nun etwa zwei Stunden gebraucht, um den ganzen Verarbeitungsprozess zu durchlaufen und ausgepinkelt zu werden. Richtig leer wird unsere Blase übrigens nie, auch wenn sich das so anfühlt. In der Regel bleiben immer bis zu zehn Milliliter zurück.

Kleiner Fun Fact: Während wir pinkeln, halten wir die Luft an. Warum? Um mehr Druck auf die Blase zu erzeugen, damit sie sich schneller entleert, muss mehr Spannung auf den Bauchraum ausgeübt werden. Dabei hilft das Zwerchfell, wenn wir für einen kurzen Moment das Atmen unterbrechen. Läuft alles wie am Schnürchen in die Schüssel, können wir wieder Luft holen und normal weiteratmen. Dieser Ablauf aber ist so routiniert, dass es uns eigentlich gar nicht auffällt.

Setzen Sechs:
Wie der richtige Klogang aussehen sollte

Wie wir unser großes Geschäft am besten verrichten sollten, damit auch alles gut flutscht, hat uns Giulia Enders in *Darm mit Charme* schon anschaulich beschrieben. Aber auch beim Pinkeln gibt es einiges zu beachten. Ja, ich weiß. Soll immer schön schnell gehen, und deswegen machen wir uns darüber nie wirklich Gedanken. Wenn wir müssen, müssen wir eben und tun es einfach. Trotzdem gibt es beim Pinkeln einige Dinge zu beachten. Denn wie so oft im Leben können wir auch hier einiges falsch machen.

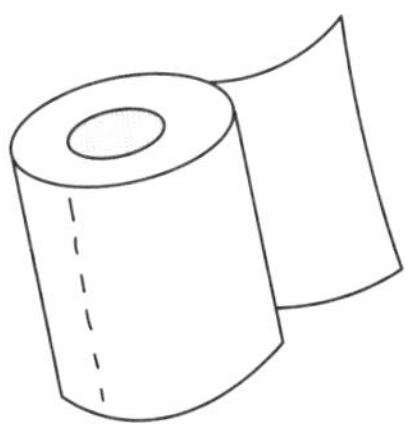

Zuerst einmal ein Tipp, den ich von einem Urologen bekommen habe, der zwar naheliegend ist, auf den ich aber sonst eher nicht gekommen wäre: Händewaschen vor dem Pinkeln. Was wir im Laufe des Tages alles so anfassen. Und dann berühren wir mit diesen dreckigen Pfötchen den Intimbereich?

Kein Wunder, wenn sich so einige Bakterien, Viren oder Pilze einnisten. Sind eure Hände also sauber, kann's losgehen.

Wenn möglich, nehmt eine bequeme Sitzposition auf der Toilette ein. Die Füße sollten parallel zueinander locker auf dem Boden stehen, Knie nicht zusammenpressen, sondern etwa hüftbreit in natürlicher Haltung ausrichten. Euer Oberkörper sollte gerade sein, passt aber auf, dass ihr nicht ins Hohlkreuz verfallt. Besser, ihr lehnt euch einen Tick nach vorne. Nur ein kleines bisschen. So sorgt ihr dafür, dass eure Harnröhre in die optimale Position zum Wasserlassen kommt, der Urin nicht unnötige Kurven oder gar Knicke durch- oder überqueren muss und alles schön fließen kann.

Das Hauptgewicht eures Körpers sollte dabei auf dem hinteren Teil eures Beckenbodens liegen. Mit den Armen könnt ihr währenddessen übrigens machen, was ihr wollt. Also, zur Seite strecken, auf den Kopf legen, den Vogue-Dance von Madonna machen – alles ist erlaubt, solange es euch entspannt. Ich empfehle, sie einfach ganz normal auf den Oberschenkeln abzulegen. Sitzt ihr korrekt und gechillt, geht's ans richtige Wasserlassen.

Bitte nicht wie die Weltmeister drücken und pressen. Pinkeln ist kein Schnelligkeitswettbewerb oder Quickie. Entspannt euch und euren Beckenboden und lasst den Dingen ihren Lauf. Wer doch drückt, beschleunigt nicht den Pinkelvorgang. Stattdessen werden Blase, Gebärmutter und Enddarm nach unten gepresst, was auf Dauer dem Beckenboden schaden und zu einer Senkung der Organe führen kann. Deswegen nicht hetzen lassen.

Versiegt die goldene Quelle so langsam aber sicher, ist es wichtig, den richtigen Abschluss zu finden. Auch hier gilt: Bitte nicht pressen, auch wenn es sich vielleicht so anfühlt, als müsste auch noch der letzte Rest hinausgedrückt werden. Lieber kurz warten und abtropfen lassen, bis nichts mehr kommt. Dann zum Klopapier oder zur Hygienedusche (wenn's mal wieder keine Rollen im Regal gibt) greifen und – ganz wichtig – von vorne nach hinten wischen. Sonst besteht die Gefahr, dass Darmbakterien vom After in Richtung Harnröhre gelangen, wo sie eine fiese Blasenentzündung auslösen können.

Damit ihr für euren nächsten Klogang auch gut gerüstet seid, folgt hier nochmal eine kleine, aber sehr feine Liste, wie richtiges Pinkeln funktioniert.

PS: Macht sich gut an der Klotür.

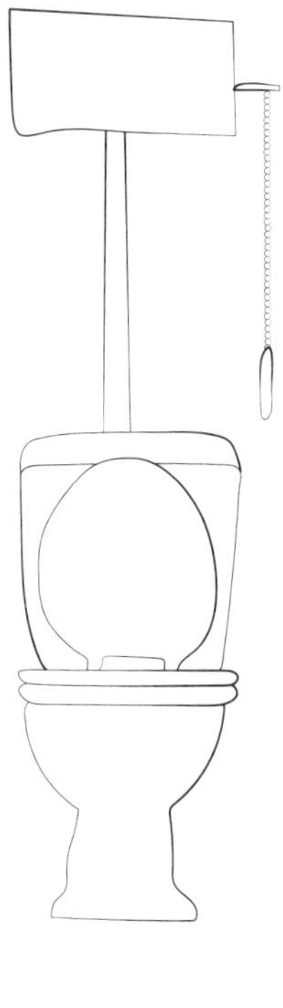

++ *So geht Pinkeln richtig:*

- Hände waschen!
- Nehmt eine entspannte Haltung ein
- Füße auf den Boden, Knie hüftbreit parallel zueinander stellen
- Haltung aufrecht, leicht nach vorne gebeugt
- Hauptgewicht liegt auf dem hinteren Beckenboden
- Beim Pinkeln niemals (niemals!!!) pressen
- Warten, bis der letzte Rest abgetropft ist
- Mit Klopapier von vorne nach hinten wischen
- Abspülen!
- Und nochmal: Hände waschen

Warum haben wir überhaupt Durst und müssen trinken?

Bevor es weitergeht, füllen wir das Wasserglas auf und gönnen uns einen schönen großen Schluck. Prost, auf euch! Ausreichend zu trinken, ist immens wichtig für uns. Wir Menschen bestehen nämlich zu über 50 Prozent aus Wasser. Das tragen wir

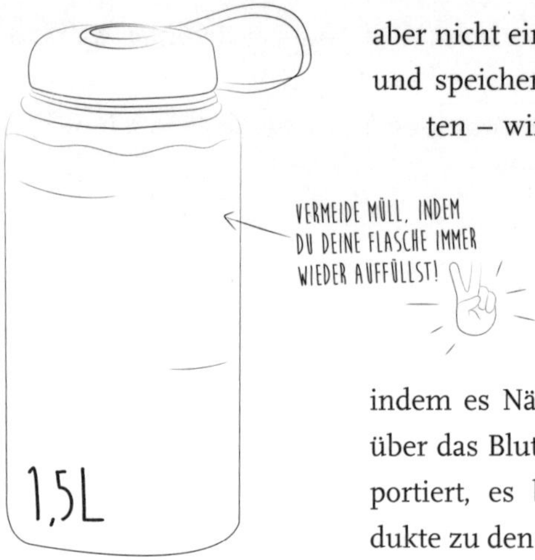

aber nicht einfach so mit uns herum und speichern es für schlechte Zeiten – wir sind schließlich keine Kamele. Unser Körper braucht es für zahlreiche Aufgaben und Funktionen: Es versorgt unsere Organe, indem es Nährstoffe und Sauerstoff über das Blut in unsere Zellen transportiert, es bringt Stoffwechselprodukte zu den Ausscheidungsorganen und hilft so, Giftstoffe loszuwerden, oder sorgt mittels kühlendem Schweiß dafür, dass wir eine konstante Körpertemperatur behalten. Ein stets gefüllter Flüssigkeitsspeicher ist extrem wichtig für uns.

Damit alles optimal funktioniert, sollten wir mindestens 1,5 Liter pro Tag trinken. Und zwar nicht nur, wenn wir ein Durstgefühl verspüren. Das meldet sich nämlich erst, wenn es eigentlich schon zu spät ist und unser Körper flüssigkeitstechnisch auf Sparflamme fährt. Das Durstgefühl wird von speziellen Sensoren ausgelöst, die im Zwischenhirn sitzen. Um Wasser zu sparen, wird von der Hirnanhangdrüse das Antidiuretische Hormon – kurz und knackig ADH – ausgeschüttet, das den Nieren die Ansage macht, weniger Flüssigkeit auszuscheiden.

Dass wir bei Hitze oder körperlicher Anstrengung mehr trinken sollten, geschenkt. Auch Fieber, Erbrechen und Durchfall und salz- und proteinreiches Essen erhöhen den Bedarf an Flüssigkeit. Und alle, die jetzt denken »Ach, ich sitze eh den ganzen Tag nur im Büro auf meinem Schreibtischstuhl und bewege mich nicht groß ...« – ihr müsst trotzdem ausreichend trinken. Pro Tag verlieren wir selbst im Ruhezustand etwa 2,5 Liter Wasser. Davon 0,5 Liter alleine durch das Atmen. 1,5 bis 2 Liter pinkeln wir aus, der Rest geht über Kot und Schweiß verloren.

Und was passiert im Körper, wenn wir wirklich zu wenig trinken? Zunächst einmal wird unser Blut zäher, was dazu führt, dass es langsamer fließt. Ähnlich wie Brei im Kochtopf, dickt es so langsam ein und wird weniger flexibel. Und Nährmittel und Sauerstoff werden langsamer in die Zellen geliefert und Abfallprodukte langsamer ausgeschieden. Wir werden träger, unkonzentrierter, müder und gereizter. Weigern wir uns weiterhin, zur Wasserflasche zu greifen, dankt unser Körper es uns mit einem extrem trockenen Mund, was – ihr ahnt es vielleicht – zu ziemlich ekligem Mundgeruch führt.

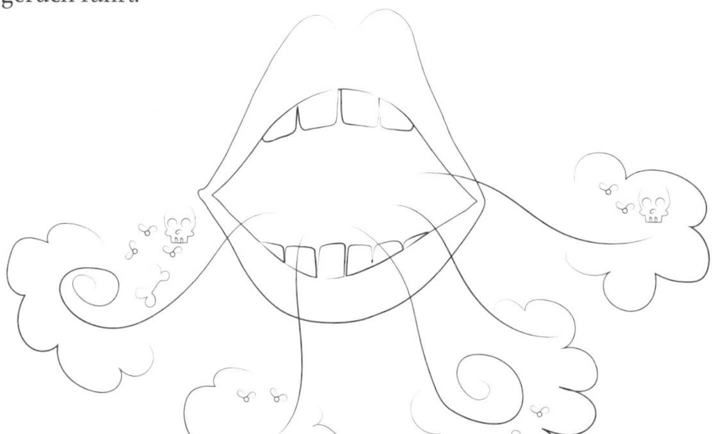

Wer jetzt immer noch nicht trinkt, belästigt seine Mitmenschen nicht nur mit fauligem Atem, auch Kopfschmerzen, Kreislaufprobleme und eine erhöhte Körpertemperatur sind die Folge. In ganz seltenen Fällen kann es jetzt auch zu Verwirrtheitszuständen und Aussetzern des Gehirns kommen.

Hat man nun erkannt, dass man sein Flüssigkeitsdefizit unbedingt wieder ins Lot bringen muss, reicht es nicht, schnell eine Flasche Wasser zu exen und zu hoffen, dass sich der Körper in zehn Minuten erholt. Bis alles wieder normal funktioniert, die Kopfschmerzen verschwinden, wir wieder auf Hochleistung laufen, kann es schon mal einen Tag dauern. Damit es erst gar nicht so weit kommt, solltet ihr also immer eine Flasche Wasser parat haben.

Wie oft auf die Toilette gehen ist eigentlich normal?

Eine sehr wichtige Frage – die man leider nicht ganz genau beantworten kann. Klar, wir Menschen sind ja alle verschieden aufgebaut und auch unsere Blasen funktionieren nicht gleich. In der Regel gilt aber, dass wir etwa 1000 bis 2000 Milliliter Urin pro Tag über die Blase ausscheiden, bei jedem Klogang pinkeln wir etwa 200 bis 400 Milliliter aus. Wie oft wir auf die Toilette müssen, hängt natürlich von der Trinkmenge ab. Wer brav ihre 1,5 bis 2 Liter am Tag trinkt, sollte laut Medizinerinnen mindestens viermal pro Tag zur Toilette gehen. Zwingt uns unsere Blase aber viel öfter auf die Toilette, produziert unser Körper also mehr Urin als 2000 Milliliter, sprechen Expertinnen von Polyurie. Sind es nur 400 bis 500 Milliliter, die bei uns pro Tag so in der Schüssel landen, handelt es sich um Oligurie. Pinkeln wir sogar noch weniger, sprich nur 100 Milliliter am Tag, leiden wir unter einer Anurie.

Gut, die Grundlagen hätten wir geklärt. Daneben spielen natürlich noch andere Punkte eine wichtige Rolle im Pinkel-Game:

- Was haben wir getrunken?
- Was haben wir gegessen?
- Waren wir körperlich aktiv und haben geschwitzt?
- Sind wir körperlich gesund?

Dass wir öfter aufs Klo müssen, wenn wir mehr trinken, ist ja eigentlich klar. Daneben ist es aber auch wichtig, was wir getrunken haben. Es gibt nämlich einige Getränke, die unsere Blase triggern, also anregen. Bei mir ist es zum Beispiel Kaffee. Genauso wie grüner Tee oder Cola. Und warum führen diese Getränke zu häufigeren Toilettengängen? Weil sie nicht nur den Kreislauf und unser Gehirn aufwecken und zu Höchstleistungen anspornen, sondern auch die lieben Nieren. Sie werden durch das Koffein beziehungsweise Teein besser durchblutet, so dass sie schneller arbeiten und eben einfach mehr Urin produzieren. Übrigens: Dass Kaffee dem Körper insgesamt mehr Wasser entzieht, stimmt nicht. Dachte man früher, ist aber ein Ammenmärchen.

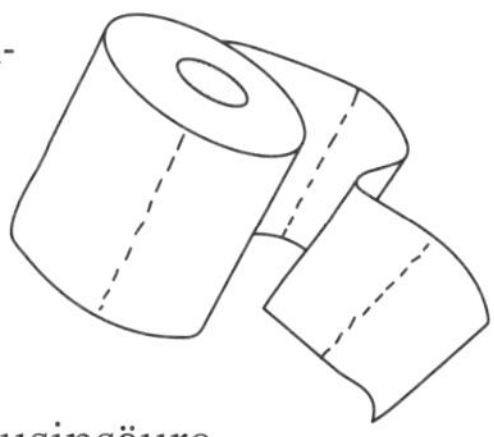

Neben Getränken gibt es aber auch feste Nahrungsmittel, die harntreibend wirken. Spargel zum Beispiel. Das liegt zum einen daran, dass Spargel zu 90 Prozent aus Wasser besteht, wir mit dem Verzehr also ganz schön unseren Flüssigkeitsspeicher auffüllen. Daneben enthält Spargel Asparagusinsäure und Kalium, beides regt die Nierentätigkeit und damit verbunden die Urinproduktion an.

Auch Avocado, Tomaten, Gurken oder Orangen enthalten Kalium und können deswegen zu Urinanregern werden. Hier kommt es wieder darauf an, wie der Körper die Lebensmittel verarbeitet. Es soll auch Menschen geben, die durch Reis häufiger auf die Toilette müssen.

Wichtig ist aber auch, wie viel wir am Tag geschwitzt haben. Wenn wir so viel Wasser verlieren, müssen die Nieren mehr im Körper halten, damit der noch richtig funktionieren kann. Je mehr wir also schwitzen, desto seltener muss die Blase entleert werden. Deswegen ist es auch so wichtig, bei körperlichen Aktivitäten oder hohen Temperaturen immer ausreichend zu trinken.

Ein wichtiger Punkt ist zudem unsere Gesundheit. Schleppen

wir vielleicht eine Krankheit mit uns herum oder nehmen bestimmte Medikamente ein? Es gibt nämlich ein paar Krankheiten, die uns öfter auf die Toilette rennen lassen. Diabetes zum Beispiel, eine Schilddrüsenüberfunktion oder eine Herzinsuffizienz. Das alles kann eure Ärztin aber anhand von Urin- und Bluttests überprüfen und gegebenenfalls behandeln. Daneben kann es auch sein, dass ihr entwässernde Medikamente nehmt, die den Harndrang steigern. Checkt einfach die Nebenwirkungen auf der Packungsbeilage und wendet euch bei Fragen an die Ärztin oder Apothekerin eures Vertrauens.

Zu viel pinkeln? Das könnten die Gründe sein, warum ihr öfter auf die Toilette müsst

Eure Kolleg*innen nennen euch liebevoll Pissnelke, ihr kennt die Klofrau in eurem Lieblingsdönerladen mit Vornamen und wisst immer, wo die nächste öffentliche (und benutzbare) Toilette liegt? Dann müsst ihr wohl ziemlich häufig aufs Klo. Aber woran liegt's? Es gibt einfach Menschen, die öfter müssen als andere. Medizinerinnen sprechen dann von der sogenannten Polyurie, siehe oben. Liegen keine medizinischen Ursachen vor, muss das häufige Wasserlassen gar nicht schlecht sein. Ganz im Gegenteil sogar: Pinkelt ihr häufiger, wird der Harntrakt öfter durchgespült, und es treten seltener Infektionen durch Bakterien auf. Gehört ihr zu den Menschen, die einfach viel trinken, ist es nur logisch, dass ihr häufiger pinkeln müsst als andere. Daneben kann das Vielpinkeln aber auch weniger schöne und vor allem ungesunde Ursachen haben.

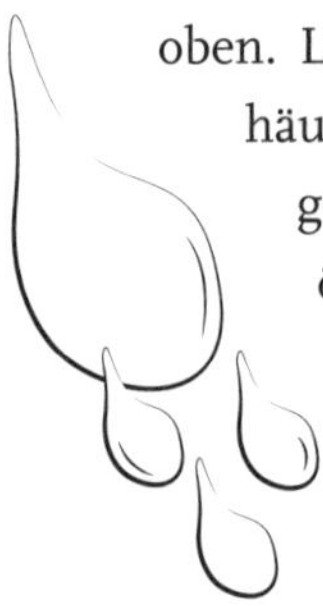

++ Ihr seid nervös

Ein Vorstellungsgespräch steht an? Ihr müsst einen Vortrag halten oder habt ein wichtiges Meeting? Klar, dass die Blase ausgerechnet jetzt alle zehn Minuten drückt. Seid aber nicht zu streng mit ihr: Auch sie steht jetzt unter enormem Druck, dem sie vielleicht nicht so cool standhalten kann wie ihr. Da die Blase vom zentralen (Rückenmark und Gehirn) und dem peripheren Nervensystem gesteuert wird, ist sie deswegen eben auch beeinflusst von Angst, Anspannung und Stress. Mehr dazu, warum Vorstellungsgespräche und Co. uns so oft aufs stille Örtchen schicken, unter Die Blase als Spiegel der Seele (auf Seite 200).

++ Ihr habt oder hattet eine Blasenentzündung

Meistens äußert sich eine Blasenentzündung dadurch, dass wir ziemlich oft auf die Toilette müssen und das Pinkeln extrem schmerzhaft ist. Es kann aber auch sein, dass wir einfach »nur« besonders häufig zur Toilette müssen. Dieses Leiden dann als klassische Blasenentzündung auszumachen, ist gar nicht so leicht.

Merkt ihr also eine Veränderung in eurem Miktions-, also Pinkelverhalten, obwohl eure Trinkmenge gleichgeblieben ist, solltet ihr das beobachten und gegebenenfalls von einer Ärztin abchecken lassen. Und aufgepasst: Auch nachdem die Entzündung abgeklungen ist, kann es passieren, dass eure Blase euch öfter auf die Toilette schickt. Dann habt ihr es mit einer sogenannten hypochondrischen Fixierung zu tun: Ihr habt während der Krankheit so viel über die Klogänge nachgedacht und Angst vor dem dauerhaften Blasenterror gehabt, dass ihr nun tatsächlich öfter auf die Toilette müsst.

++ Du fühlst dich unwohl und leidest unter zu viel Stress

Es gibt den Spruch »Die Blase weint«. Ähnlich wie unsere Haut, der Darm oder die Haare ist auch die Blase ein Spiegel der Seele und kann dich darauf aufmerksam machen, dass irgendetwas gerade gar nicht stimmt. Hast du zu viel Stress? Bist du eigentlich total unzufrieden, überspielst das aber gerne? Wächst dir gerade alles über den Kopf, und du kommst nicht mehr klar?

Das alles kann dir deine Blase mit einer Überfunktion anzeigen. Durch den Druck, den wir empfinden, kann es sein, dass das die Blase umgebende Gewebe oder der komplette Beckenboden verkrampfen, in Folge zieht sich die Blase öfter zusammen. Hier können passende Entspannungsübungen helfen. Wenn nicht, solltest du über einen Gang zur Psychologin nachdenken. Vielleicht will dir deine Blase mit ihrem Verhalten sagen, dass irgendwas in deinem Leben gerade nicht stimmt und dringend geändert werden sollte.

++ Deine Blase ist ein Workaholic

Oder anders ausgedrückt: Du leidest unter einer überaktiven Blase. Warum manch eine Blase plötzlich anfängt, Dauerschichten zu schieben, und ständig Druck macht, ist leider noch kaum untersucht. Meistens liegt es aber daran, dass die Rezeptoren auf der Blasenwand, die dem Gehirn melden, dass die Blase voll ist, nicht richtig funktionieren. Sie schlagen schon bei einer sehr geringen Füllmenge Alarm, so dass du schon bei einer zur Hälfte gefüllten Blase einen ziemlich unangenehmen und völlig unangebrachten Druck verspürst. Und ja, dieser Druck kann unter Umständen so hoch sein, dass du (oder besser gesagt dein Schließmuskel) ihm nicht mehr standhalten kannst und Urin entweicht.

Hast du das Gefühl, deine Blase sei überaktiv, lass es unbedingt von einer Urologin abklären. Durch verschiedene Untersuchungen wird sie feststellen, ob und warum ausgerechnet deine Blase zu einem überemsigen Bienchen mutiert ist und was du dagegen tun kannst (mehr dazu auf Seite 93).

++ *Du bist schwanger*

Oh, oh, wann hattest du das letzte Mal deine Periode? Habt ihr auch wirklich verhütet? Nein, ich will euch keine Angst bezüglich einer ungeplanten Schwangerschaft machen. Häufiges Pinkeln kann aber durchaus ein erstes Schwangerschaftsanzeichen sein.

Und warum? Nun, zuerst mal liegt es an den Hormonen, die euren Körper babybereit machen. Gerade das am Anfang stark ausgeschüttete Sexualhormon Progesteron, das die Einnistung des Follikels, also der befruchteten Eizelle, unterstützt, hat Auswirkungen auf den Blasenapparat, weil es die Muskeln entspannt. Daneben werden sämtliche Organe besser durchblutet, was dazu führt, dass die Nieren mehr Urin produzieren. Mehr dazu auf Seite 175.

++ *Die Hormone spielen verrückt*

Ist eigentlich an irgendwelchen Phänomen unseres Körpers mal kein Hormon schuld? Hmm, schwierig! Achtet mal darauf, ob ihr während, vor oder nach eurer Periode öfter auf die Toilette müsst. Auch hier wird nämlich das Gelbkörperhormon Progesteron ausgeschüttet, das unsere Blase betreffen kann.

Befindet ihr euch schon in den lästigen Wechseljahren, kann das häufige Harnlassen daran liegen, dass der Körper weniger Östrogen produziert. Das führt dazu, dass die Blase anfälliger für reizende Stoffe im Urin wird. Und wieder müssen wir öfter aufs Klo. Abhilfe schaffen hier Hormonzäpfchen, die ihre Wirkstoffe genau an den nötigen Stellen, nämlich Harnröhre und Blase, freisetzen.

++ Ihr leidet unter Diabetes

Leider kann hinter dem »harmlosen« Alle-zehn-Minuten-auf-die-Toilette-Müssen auch eine ernsthaftere Krankheit stecken: Diabetes, also die Zuckerkrankheit. Fühlt ihr euch auch müde, abgeschlagen und habt abgenommen, solltet ihr das von eurer Ärztin abklären lassen. Eines der Symptome der Krankheit ist nämlich tatsächlich vermehrtes Wasserlassen. Über einen Blut- oder Urintest gibt es schnell Klarheit.

++ Ihr nehmt bestimmte Medikamente ein

Zum einen gibt es extra Medikamente, die entwässernd wirken, sogenannte Diuretika. Die werden zum Beispiel bei Bluthochdruck oder Ödemen verschrieben. Daneben kann es aber auch sein, dass ihr Medikamente nehmt, die harntreibende Inhaltsstoffe enthalten. Am besten nochmal genau die Packungsbeilage durchlesen.

Nahrungsmittel, die die Blase und den Harndrang anregen

Du bist, was du isst … und pinkelst auch so. Es gibt nämlich wirklich einige Speisen und Getränke, die dem Harndrang einheizen. Was ziemlich gut helfen kann, wenn wir unter einer Blasenentzündung oder einem anderen Infekt leiden und die Bakterien schnell aus unserem Körper spülen wollen. Andererseits ist es natürlich ziemlich nervig und unangenehm, wenn wir unterwegs oder im Büro alle zwanzig Minuten auf dem stillen Örtchen verschwinden müssen. Damit ihr eu-

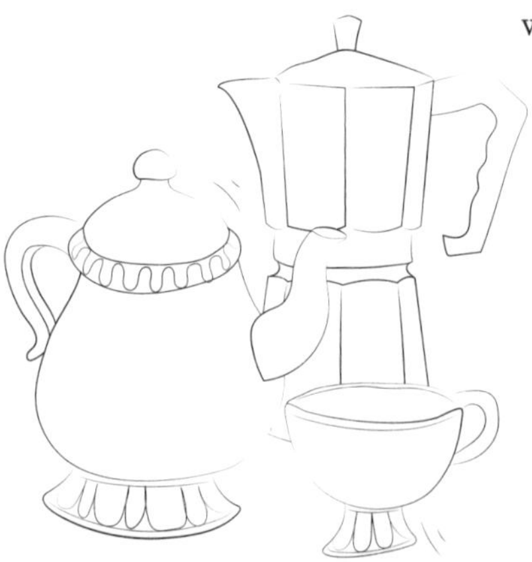

ren Feind (oder eben Freund) kennt, zähle ich euch hier die gängigsten Pinkelantreiber auf.

++ *Kaffee, Cola und Co.*

Kaffee – der Endgegner, wenn es um lange Autofahrten ohne Toilettenpausen geht. Es gibt wohl niemanden, der easy drei Tassen Kaffee hintereinander ext, ohne danach alle halbe Stunde auf die Toilette zu müssen. Aber warum eigentlich? Die Annahme, Koffein entziehe unserem Körper Wasser, gilt längst als überholt. Koffein aber stimuliert die Stresshormone Adrenalin und Cortisol, das Herz pumpt schneller, der Puls steigt und die Blutgefäße weiten sich. Was dazu führt, dass sich die Nierengefäße erweitern und schneller und effektiver arbeiten. Die Folge: Es wird mehr und schneller Urin produziert.

++ *Kohlensäure*

O. k., Kohlensäure ist kein Getränk, trotzdem darf es hier als Harntreiber nicht fehlen. Und warum? Kohlensäure, oder Bitzel, wie meine Schwestern und ich es früher immer genannt haben, reizt die Blasenschleimhaut. Leidet ihr sowieso schon an einer gereizten Blase, die euch öfter als nötig auf den Lokus schickt, solltet ihr statt eines Sprudels lieber ein stilles Wasser bestellen.

++ *Alkohol*

Kaum habt ihr das zweite Gläschen Sekt intus, kündigt sich nicht nur der erste leichte Schwips an, auch eure Blase meldet sich. Wie? Jetzt schon? Da kann doch noch gar nicht so viel drin sein. Da jedoch unser Körper und vor allem die Nieren echte Streber sind und die Giftstoffe des Alkohols so schnell wie möglich aus dem System ausscheiden wollen, wächst der Druck. Daneben enthält Alkohol meistens Kohlensäure, was den Harndrang verstärkt, siehe oben.

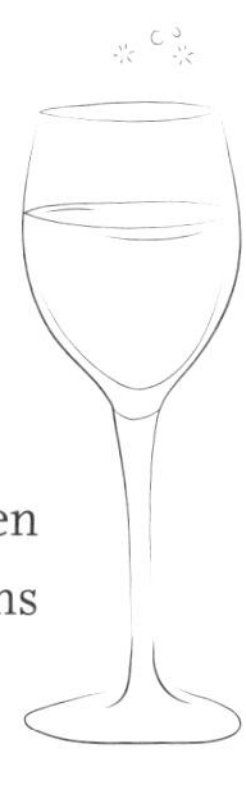

Der eigentliche Grund aber ist ADH, das sogenannte Antidiuretische Hormon – oder vielmehr seine Abwesenheit. ADH wird im Gehirn produziert und reguliert den Wasserhaushalt in unserem Körper. Wie in Kapitel 1 beschrieben, ziehen sich die Nieren im Filterungsprozess das Wasser aus dem Primärharn und geben es dem Körper zurück. Trinken wir nun aber Alkohol, wird die Produktion des ADHs gebremst. Die Folge? Die Nieren holen sich weniger Wasser zurück, es gelangt mehr Wasser in den Sekundärharn, also den fertigen Urin, was die Blase zusätzlich füllt. Dieser ist durch das Wasser stark verdünnt, weshalb der Alkohol-Urin nicht goldgelb, sondern eher weißlich durchsichtig aussieht. Bis unser Körper merkt, dass zu wenig ADH nachkommt, dauert es etwas. Weshalb der Harndrang dann aber umso plötzlicher und heftiger zuschlägt.

Kennt ihr den gefürchteten Pipi-Loop? Die Harndrang-Endlosschleife, die sich einschleicht, sobald wir dem ersten Pinkeldrang unter Alkoholeinfluss nachgeben? Stimmt es, dass wir den ersten Harndrang so lange wie möglich herauszögern sollten, um danach nicht alle zwanzig Minuten rennen zu müssen? Es ist so: Durch den erhöhten Alkoholkonsum schlummert unser Gehirn und damit auch das vegetative Nervensystem, das die Blase betreut, in einem sanften Bier-, Wein-, Wodka-Soda- oder Was-auch-immer-du-getrunken-hast-Delirium vor sich hin. Es merkt und signalisiert zwar, dass die Blase voll wäre, macht aber keine straighte Ansage zur sofortigen Leerung. Tun wir das aber nun trotzdem und gehen zur Toilette, sobald die Blase anfängt zu zwicken, machen wir unserem Körper ihre Existenz erst wieder bewusst und wecken das Bedürfnis zur Entleerung. Ganz nach dem Motto: Ach ja, da war ja was ... Wir stiften ihn so quasi an, die Blase ab jetzt wieder regelmäßig entleeren zu wollen beziehungsweise zu müssen. Tut euch (und eurem Gehirn) also den Gefallen und zögert den Toilettengang so weit wie möglich hinaus, wenn ihr Alkohol trinkt.

++ *Scharfe Gewürze*
Normal gewürzt ist euch zu langweilig, ihr bestellt beim Inder oder Chinesen eures Vertrauens immer extrascharf? Dann seid froh, dass eure Blase nicht mit euch am Tisch sitzt. Sie hasst nämlich scharfes Essen. Allgemein säuert extrem gewürztes Essen den Urin an, was die Blasenschleimhaut reizt.

++ *Gemüse wie Spargel, Gurke, Avocado und Co.*
Diese Gemüsesorten sind aus mehreren Gründen harntreibend. Zum einen enthalten sie ziemlich viel Wasser, wir nehmen also schon beim Essen Flüssigkeit zu uns. Daneben sind sie aber auch große Kaliumlieferanten. Und Kalium ist wichtig für die Wasserverteilung im Körper, wirkt entwässernd und so harntreibend.

++ *Zucker*
So Sweetys, ihr müsst jetzt stark sein. Auch unser heißgeliebter Zucker ist nicht gerade gut für die Pinkelbilanz. Schießt unser Blutzucker in die Höhe, versucht unser Körper, den überschüssigen Zucker über den Urin auszuscheiden. Klar, dass wir nach einem extremen Süßigkeiten-Fressflash also häufiger auf die Toilette müssen. Das führt wiederum dazu, dass wir durstiger werden, den Flüssigkeitsspeicher auffüllen ... Herzlich willkommen im Toiletten-Teufelskreis! Trostpflaster: Bis das passiert, müssen wir schon seeehr viel Gummibärchen, Schokolade oder Kekse verdrücken.

++ *Lebensmittel, die Urin ansäuern*
Achtung, Wortwitz: Wenn euer Urin so richtig angepisst ist, zeigt er euch das, indem er euch öfter auf die Toilette schickt. Aber im Ernst: Je saurer euer Urin ist, desto doller reizt er die Blasenwand und desto häufiger und dringender müssen wir auf die Toilette. Und sauer wird der Urin durch folgende Nahrungsmittel: Eiweißreiche Produkte wie Käse, Eier genauso wie Wurst, Nudeln, Brot

und Cola. Müsst ihr sowieso schon häufig auf die Toilette, solltet ihr mal einen Blick auf euren täglichen Speiseplan werfen und diesen gegebenenfalls umstellen. Glaubt mir, euer Körper und eure Blase werden es euch danken.

Diese Getränke füllen die Blase langsamer

Auf der Suche nach Drinks und Nahrungsmitteln für den Kinobesuch oder eine längere Autostrecke? Forscher der Universität Loughborough in England haben sich mit dieser Frage befasst und ließen dafür 72 Probanden in 30 Minuten verschiedene Flüssigkeiten wie Milch, Cola, Orangensaft, Eistee, Tee und einen Elektrolytdrink zu sich nehmen, um zu testen, bei welchen Drinks die Flüssigkeit später ausgeschieden wurde. Die Gewinner: Elektrolytdrinks und Milch. Diese Getränke blieben fast 1,5 Stunden länger in der Blase als Cola und Co. Auch Orangensaft schnitt gut ab und löste erst später den Pinkeldrang aus. Forscher vermuten, der Grund für den längeren Aufenthalt in der Blase ist die besondere Zusammensetzung der Getränke. In Orangensaft zum Beispiel befinden sich Vitamine und Fruchtfleisch, was länger braucht, um vom Darm zersetzt und weiterverarbeitet zu werden, und dann eben erst später in der Blase ankommt.

++ *Vitamin B*

Wie ihr mittlerweile wisst, arbeitet unsere Blase eng mit dem vegetativen Nervensystem zusammen. Hier wird entschieden, wann die Entleerung stattfinden soll (und wird). Für eine optimale Arbeitsleistung braucht es vor allem Vitamin B. Deshalb sollten Lebensmittel wie Vollkornbrot, Beeren, Walnüsse oder Sonnenblumenkerne ab jetzt öfter auf eurem Speiseplan stehen.

Darum müssen Frauen häufiger aufs Klo als Männer

Ich bin kein großer Fan von Klischees, gerade wenn es um die Unterschiede zwischen Männern und Frauen geht. Leider stimmt aber, dass wir Frauen öfter auf die Toilette müssen als Männer. Das hat einzig und allein mit der Anatomie zu tun. Um mehr Platz für die Gebärmutter zu haben, ist unsere Blase schlichtweg kleiner als die der Männer. Genau genommen hat die männliche Blase ein Fassungsvermögen von 550 bis 750 ml, während wir Frauen gerade mal 350 bis 550 ml speichern können. Jep, das ist etwa ein Dose Cola weniger.

Ein weiterer Grund kann aber auch eine Blasenentzündung sein. Eines der fiesen Symptome ist ja ein verstärkter Harndrang. Und da auch die weibliche Harnröhre kürzer ist als die der Männer (zur Erinnerung: Die der Männer misst 20 bis 25 Zentimeter, die der Frauen nur drei bis fünf), haben es Bakterien viel leichter in die weibliche Harnblase zu kriechen und dort ihr Unwesen zu treiben.

So lernen Kleinkinder den Pinkeldrang zu kontrollieren

Genauso gut könnte in der Überschrift stehen, wie wir Erwachsenen es lernen, rechtzeitig auf die Toilette zu gehen. Sonst würden wir uns ja alle ständig in die Hose machen oder mit Windeln oder Kathetern durch die Gegend laufen. Interessanterweise merken Babys schon sehr früh, wenn sie pinkeln müssen. Das vegetative Nervensystem, das für diesen Impuls zuständig ist, reguliert auch bei ihnen den Harndrang. Diese Erkenntnis hat sich aber erst ab Ende der 1990er-Jahre

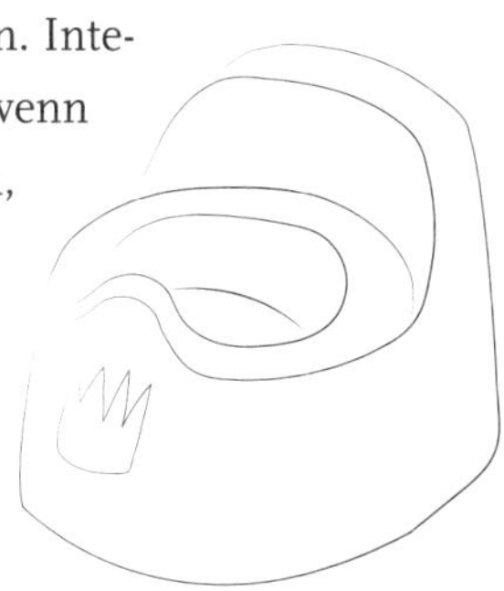

durchgesetzt. Früher dachte man nämlich, Babyblasen wären einfach noch zu klein oder unreif, um richtig zu funktionieren, sie würden einfach überlaufen, wenn sie voll wären. Oder dass Babys es gar nicht registrieren, wenn sich die Blase füllt und einfach alles durchläuft.

Dass dem nicht so ist, kann man teilweise live an Babys beobachten: Einige machen komische Laute, bevor sie pinkeln müssen, andere wiederum komische Bewegungen (mein Neffe zum Beispiel zuckt ganz süß mit den Beinchen, bevor er sich entleeren muss). Außerdem bleiben Babys in der Tiefschlafphase trocken, ihre Blase schläft also auch. Nur in der leichteren Schlafphase, also kurz vorm Einschlafen oder Aufwachen, wird der Blasenapparat aktiv und die Windel muss zeigen, was sie kann.

Anzeigen oder sogar sagen, dass die Blase drückt und sie bitte schön ganz schnell aufs Klo möchten, können Kinder übrigens ab etwa anderthalb Jahren. Zu dem Zeitpunkt entwickelt sich das Gefühl für den Harndrang. Den Urin auch so lange einhalten, bis eine Toilette erreicht ist, können die meisten etwa ein Jahr später, also mit zweieinhalb Jahren. Ab diesem Alter können Kinder ihren Schließmuskel aktiv kontrollieren. Komplett selbstständig auf die Toilette gehen mit allem, was dazu gehört, also Klodeckel hoch, Hose runter, schaffen Kinder dann mit etwa drei Jahren. Jetzt können sie den Harndrang länger hinauszögern oder auch mal prophylaktisch, zum Beispiel vor einer längeren Autofahrt, auf die Toilette gehen.

Die Connection zwischen Blase und Gehirn funktioniert zwar auch schon bei Babys und Kleinkindern, sie muss aber auch richtig geschaltet und ausgereift sein. Um mit diesem ganzen Tohuwabohu im Körper umzugehen, es richtig zu deuten und sich dann auch richtig zu verhalten, braucht es dann eben seine Zeit. Die Signale der Blase zu hören und sogar richtig zu verstehen, ist gar nicht so leicht. Am Anfang sind sie ja noch sehr zaghaft und leise, da kann man sie schon mal überhören und wieder vergessen. Gerade als Baby, wenn alles um einen herum noch superneu und aufregend ist. Erst wenn die Blase richtig prall gefüllt ist und ordentlich Alarm schlägt, werden viele Kinder auf den Drang aufmerksam und melden den Gang zur Toilette an. Blöd nur, dass es dann oft schon zu spät und die Hose nass ist.

Wann genau das Kind die volle Kontrolle über seine Blase erlangt, ist aber total individuell. Das Gehirn ist hier der Boss, es kann deswegen auch nicht wirklich von außen beigebracht oder erzwungen werden. Was Eltern aber tun können, ist liebevoll und geduldig zu zeigen, wie der Klogang funktioniert. Also, wie man die Toilette findet, wie man sich dort verhält, wie lange dieses ganze Prozedere in etwa dauert und so weiter. Und ganz wichtig: Mit Strafe oder Drohungen erreicht man das komplette Gegenteil.

Ein Baby pinkelt in den ersten Monaten etwa dreißigmal am Tag. Ab dem dritten Lebensjahr, also sobald es (fast) ganz alleine auf die Toilette kann, »nur« noch etwa zehnmal. Unfair, nicht wahr?

Schaffen es Kinder übrigens nicht, ab dem fünften Lebensjahr die volle Kontrolle über ihren Blasenapparat zu erreichen und trocken zu bleiben, spricht man von Einnässen. Dann ist die ganze Sache nicht mehr altersgerecht, also nicht mehr »normal«, und sollte angeschaut und beobachtet werden.

++ *Während du schliefst: Bettnässen aka Enuresis*

Passiert das Einnässen im Schlaf und das Kind ist über fünf Jahre alt, nennt man das Enuresis. Warum manche Kinder ab einem gewissen Alter noch immer ins Bett machen, kann man so pauschal nicht sagen.

Enuresis kann zum einen eine Form der dysfunktionalen Stressbewältigung bei psychischen Belastungen sein. Nicht selten machen Kinder noch ins Bett, wenn sich die Eltern scheiden lassen oder dem Kind nicht genügend Aufmerksamkeit schenken. Daneben kann die Enuresis aber auch körperliche Gründe haben. Zum

Beispiel weil die Blasenkapazität zu klein ist, also einfach nicht so viel Flüssigkeit in die Blase passt. Daneben ist es auch nicht selten, dass die Nerven, die für die Blasenentleerung erforderlich sind, noch nicht perfekt ausgebildet sind und deswegen falsche Signale senden. Dabei gilt: Je älter die betroffenen Kinder oder Jugendlichen sind, desto häufiger nässen sie sich nachts ein. Klar, dass es mit zunehmendem Alter immer unangenehmer und peinlicher für das betroffene Kind wird. Deswegen ist es wichtig, frühzeitig eine Kinderärztin aufzusuchen, die verschiedene Therapieansätze und Medikamente verordnen kann. Aber auch im Erwachsenenalter kann Enuresis auftreten. Mehr dazu auf Seite 147 unter dem Oberthema Inkontinenz.

OMG: Kann die Blase wirklich platzen?

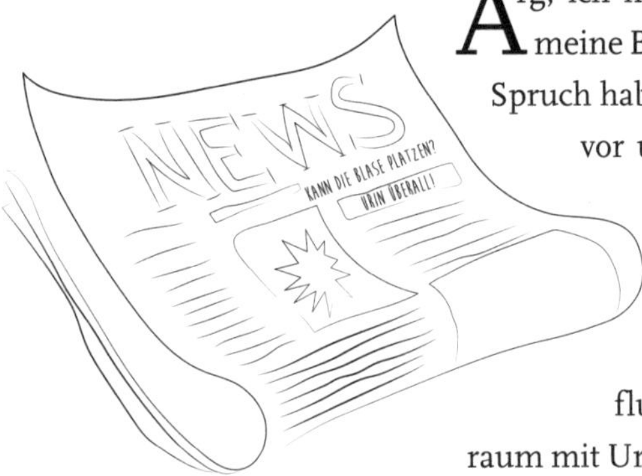

»Arg, ich muss so dringend aufs Klo, meine Blase platzt gleich …« Diesen Spruch haben wir wohl alle schon mal vor uns hin gequengelt. In unserem Kopfkino explodiert die Blase dann ganz hollywoodmäßig mit großem Knall und flutet den kompletten Bauchraum mit Urin. Zurück bleibt eine leere, zerplatzte Blase, die schlaff und blass in den Seilen aka den Harnleitern hängt. Und Cut!

Aber stimmt das denn wirklich? Kann die Blase platzen, wenn sie nicht entleert wird? Das ist nämlich – Achtung, kurzer geschichtlicher Diskurs – dem dänischen Astronom Tycho Brahe passiert. Im 17. Jahrhundert war Tycho zum Festbankett des Kaisers Rudolf II.

geladen. Blöd nur, dass bei solch hochtrabenden Events immer eine ziemlich strenge Hofetikette galt, man durfte nicht einfach aufstehen und zur Toilette gehen, wenn die Blase mal wieder drückte. Und das tat sie bei Tycho, und zwar sehr dringend. Das Ende der Geschichte: Tycho starb kurze Zeit später unter unbeschreiblichen Schmerzen – angeblich an einer geplatzten Blase. Später haben verschiedene Wissenschaftler den Fall untersucht und herausgefunden: Tycho Brahe ist wohl eher einer Quecksilbervergiftung zum Opfer gefallen als seiner zu vollen Blase.

Platzen kann die Blase nämlich nicht, da kann ich euch (und mich) beruhigen. Bevor das passiert, entleert sie sich nämlich selber. Ab einem Volumen zwischen 400 und 1000 Millilitern kann unsere Blase dem Druck nicht mehr standhalten und gibt nach. Wie ein Überlaufventil läuft der gesammelte Urin nun einfach aus – wir machen uns in die Hose. Klar, unangenehm, aber immer noch besser als eine geplatzte Blase.

Das ist ein Blasenriss

Platzen kann die Blase zwar nicht, dafür aber reißen. Bevor ihr aber nun in Panik verfallt: Das passiert selten und auch nicht, weil ihr euren Urin zu lange einhaltet. Die sogenannte Blasenruptur entsteht in der Regel durch äußerliche Einwirkung, also wenn plötzlich extremer Druck auf eure Blase ausgeübt wird, wie zum Beispiel bei einem Autounfall. Die Wahrscheinlichkeit, dass unsere Blase rupturiert, also reißt, ist im gefüllten Zustand übrigens deutlich höher als im geleerten. Je voller, desto fragiler ist sie nämlich.

Bei einer gerissenen Blase spielt sich im Inneren eures Körpers in der Tat das oben genannte Hollywood-Szenario ab, und der Urin läuft in die Bauchhöhle. Das passiert aber nicht so actionmäßig, sondern langsam und unauffällig. Symptome eines Blasenrisses sind meistens Schmerzen im Unterbauch, blutiger Urin, häufiges Wasserlassen oder auch, dass gar nichts mehr läuft. Und wie flickt man die gerissene Blase wieder? Kleine Risse kann unsere Blase sogar meistens von alleine heilen. Oft wird sie dabei durch einen Katheter entlastet. Größere Risse aber müssen chirurgisch genäht werden.

Paruresis aka Pinkelscham: Die Angst, vor anderen aufs Klo zu gehen

Stellt euch folgendes Szenario vor: Ihr seid unterwegs und eure Blase hat gerade die allerletzte Warnung an euer Gehirn zur Entleerung gegeben. Jetzt muss ganz dringend eine Toilette her. Seid ihr dann endlich bereit, euren Urin-Ballast über der Schüssel abzulassen, kommt aber nichts oder nur ein paar Tropfen. Was ist da bloß los? Schläft die Blase noch? Musstet ihr vielleicht doch nicht so dringend? Nein, eure Blase ist einfach nur schüchtern. Was sich vielleicht süß anhört, ist durchaus ernst gemeint.

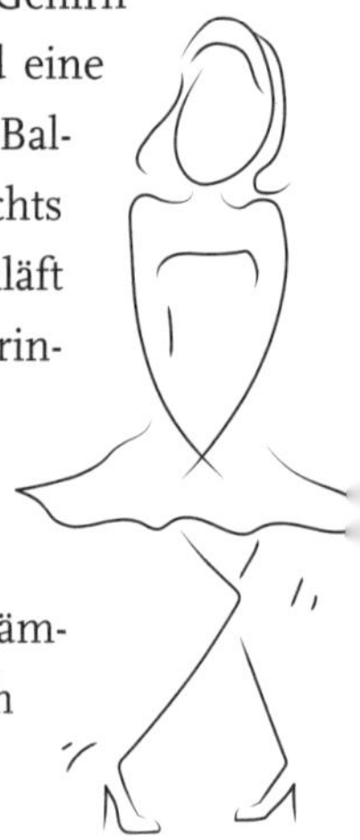

Das Phänomen der schüchternen Blase gibt es nämlich wirklich. Im Fachjargon heißt es Paruresis, ich nenne es liebevoll Pinkelscham. Darunter versteht man, dass die volle Blase auf öffentlichen Toiletten auf keinen Fall entleert werden möchte und deswegen streikt. Aber nicht aus Ekel oder Panik vor Bakterien, sondern eher aus Angst vor anderen Menschen, die mit uns zusammen die Toilette besuchen und einen beobachten, verurteilen oder vielleicht sogar nur hören können. Menschen, die sich für ihre Pinkelgeräusche, also das Platschen von Urin auf Wasser, schämen, sind gar nicht so selten (achtet mal darauf, das sind die, dann immer auffällig lang den Wasserhahn aufgedreht haben oder verdächtig laut

Musik hören). Warum einige Menschen unter dieser Pinkelscham leiden, ist noch nicht wirklich geklärt. Die Paruresis wird erst seit 1980 als echte, also behandlungsbedürftige Krankheit untersucht.

Man geht davon aus, dass allein in Deutschland etwa eine Million Männer und eine halbe Million Frauen unter Paruresis leiden. Dabei ist die Paruresis gar nicht immer direkt als ernstzunehmende Krankheit zu erkennen, sie kann nämlich in verschiedenen Schweregraden auftreten. Einige Betroffene brauchen einfach etwas mehr Zeit und Konzentration, bis der Pinkelvorgang startet und sie Wasser lassen können. Ist die Phobie schwerwiegender, schaffen es Betroffene gar nicht, öffentlich zu pinkeln, kein einziger Tropfen verlässt die Harnröhre, die Blase streikt komplett, obwohl sie zum Bersten voll ist. Unangenehm.

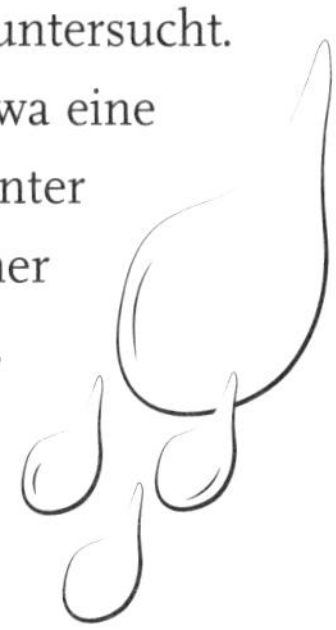

Warum einige Blasen nun aber schüchterner sind als andere, lässt sich pauschal nicht sagen, erstmal müssen organische Ursachen wie Blasensteine oder Tumore ausgeschlossen werden. Meistens liegt das Problem jedoch in der Psyche.

Um die Angst vorm öffentlichen Pinkeln besser zu verstehen, müssen wir uns etwas genauer mit den beiden Nervenbrüdern Sympathikus und Parasympathikus beschäftigen. Das vegetative Nervensystem kann von uns nicht willentlich gesteuert werden, die Abläufe passieren automatisch, ohne dass wir davon etwas mitbekommen. Neben dem Blasenapparat ist es zum Beispiel auch für unsere Verdauung, die Schweißproduktion oder die Erweiterung unserer Blutgefäße verantwortlich. Wir laufen rot an, wenn uns etwas peinlich ist, oder kriegen schweißige Hände, wenn wir nervös sind. Können wir das steuern oder unterdrücken? Nein, leider nicht.

Der Sympathikus ist der aktive Part, der dafür sorgt, dass wir richtig auf Touren kommen. Er lässt unser Herz schneller schlagen, erweitert unsere Pupillen und verlangsamt unsere Verdauung, damit keine Energie darauf verschwendet wird. Der Parasympathikus dagegen ist ein echter Ruhepol. Er sorgt für Entspannung und wird dann aktiv, wenn wir nach einem anstrengenden Tag auf dem Sofa relaxen. Herzschlag und Atmung werden ruhiger, der Stoffwechsel verlangsamt sich. Und was hat das nun mit der schüchternen Blase zu tun?

Nun, damit der ganze Pinkelvorgang funktioniert, muss das vegetative Nervensystem reibungslos arbeiten, Sympathikus und Parasympathikus müssen perfekt aufeinander abgestimmt sein. Ersterer sorgt dabei dafür, dass die Schließmuskeln während der Füllungsphase der Blase fest verschlossen bleiben, so dass nichts tropft, und später dafür, dass sie sich öffnen. Der Parasympathikus ist dafür verantwortlich, dass sich der Blasenmuskel zusammenzieht, die Schließmuskeln sich öffnen und losgepinkelt werden kann.

Der Sympathikus aber wird durch Stress und Hektik getriggert. Empfinden wir den Gang auf eine öffentliche Toilette nun als extreme Stresssituation, hält der Sympathikus die Schließmuskeln dicht, obwohl er das gar nicht soll.

Warum Betroffene Angst vor Toilettensituationen haben, kann verschiedenste Ursachen haben: schlimme Erfahrungen in der Kindheit, hoher Erwartungsdruck, Angst vor Vergleichen und und und. Da es sich bei der Paruresis aber um eine Angststörung handelt, kann man sie mit sogenannten kognitiven Verhaltenstherapien relativ gut in den Griff bekommen. Hier wird nicht an der Angst vor der Toilette oder dem Pinkeln gearbeitet, sondern daran, warum man sich schämt, beobachtet zu werden, oder warum man das Gefühl hat, ständig im Fokus zu stehen und beurteilt zu werden.

Was passiert, wenn wir den Urin zu lange einhalten?

Morgens halb zehn in Deutschland – die Blase drückt. Und das schon seit gefühlt zwei Stunden. Auf die Toilette verschwinden geht aber gerade nicht. Keine Zeit oder keine Muße dafür. Platzen oder reißen kann die Blase zwar nicht dadurch, gesund ist es aber trotzdem nicht, sich den Urin zu lange zu verkneifen. Wenn ihr euch ab und zu im Kino oder bei längeren Meetings den Pinkeldrang verkneift, kein Problem. Macht ihr das aber über einen längeren Zeitraum, also mehrere Monate oder Jahre so, konditioniert ihr eure Blase. Sie gewöhnt sich daran, so viel Urin wie möglich zu speichern. Das schafft sie, indem sie sich immer weiter ausdehnt, den Blasenmuskel und die Blasenwand dabei aber überdehnt, bis sie sich irgendwann nicht mehr richtig zusammenziehen kann. Ähnlich wie ein Haargummi, den man ständig doppelt und dreifach um den Pferdeschwanz wickelt (Frauen mit dünnen Haaren, die keinen richtigen Ponytail hinbekommen – I feel you). Dieser Haargummi leiert irgendwann aus und ist dann nicht mehr zu gebrauchen.

Wird die Blase zu häufig und zu lange überstrapaziert, überdehnen sich die Dehnungsfasern und können sich irgendwann nicht mehr von alleine zurückziehen, um die Blase zu verkleinern. Auch die Drucksensoren, die dem Gehirn den Füllungsgrad der Blase vermitteln, können die Signale nicht mehr so schnell und einfach weiterleiten. Das Ergebnis: Urin zu lassen fällt schwer. Erstens weil der Harndrang erst verspätet ans Gehirn

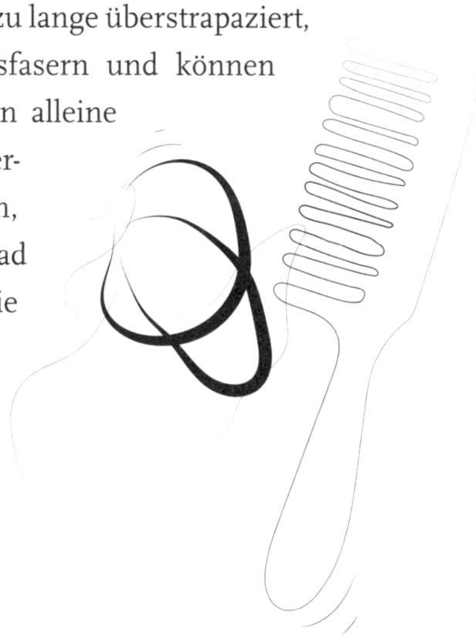

weitergeleitet wird, so dass Betroffene viel seltener auf die Toilette müssen. Zweitens weil der Druck, um richtig zu pinkeln, ausbleibt. Die Blase ist zu groß, zu wabbelig – ja, einfach faul geworden. Deswegen wird sie auch Lazy Bladder genannt. Hier ist auch die Gefahr von Restharn hoch. Klar, die Blase hat ja nicht mehr die Power, den kompletten Urin hinauszubefördern.

In England hat die überdehnte Blase aka Lazy Bladder übrigens noch einen weiteren Namen: Teacher's Bladder oder Nurse Bladder (also Lehrerinnen- oder Krankenschwesterblase). Das liegt daran, dass diese Berufe so stressig und anstrengend sind, dass Lehrerinnen und Krankenschwestern einfach keine Zeit haben, regelmäßig aufs Klo zu gehen, um ihre Blase zu entleeren. So sammelt die Blase den Urin über einen ganzen Arbeitstag, wird größer und größer und überdehnt mit der Zeit. Was in diesem Fall zu tun ist, wissen Urologinnen. Scheut euch also nicht, über dieses Problem zu sprechen.

Ist es schädlich, zu oft auf die Toilette zu gehen?

Und wie sieht die Sache umgekehrt aus? Wenn wir zu oft aufs Klo gehen? Also noch mal eben schnell, bevor man ins Auto steigt. Oder das Büro verlässt. Oder auf die Toilette im Klamottenladen, weil man nicht weiß, wie weit die nächste entfernt ist. Was macht dieses Nochmal-schnell-sonst-bereue-ich-es-später-Gehen aka Panikpinkeln mit unserer Blase? Und ist es eventuell sogar gefährlich?

Erstmal zur allgemeinen Beruhigung: Die Blase schrumpft nicht, nur weil wir öfter auf die Toilette gehen (Wie es zu einer Schrumpfblase kommen kann, dazu mehr auf Seite 115). Was aber passieren kann, ist, dass wir uns angewöhnen, öfter auf die Toilette zu gehen.

Es handelt sich hierbei also nicht um ein anatomisches, sondern um ein sensorisches Problem.

Wir fühlen, dass wir dringend aufs Klo müssen, die Blase hat noch genügend Platz und könnte ohne weiteres noch länger warten, geleert zu werden. Trotzdem haben wir das Gefühl, die Blase sei zum Bersten voll und müsse sofort geleert werden. Und ja, tun wir das nicht, machen wir uns in die Hose.

Schuld daran sind wir aber eigentlich selbst. Durch unsere zu häufigen, prophylaktischen Toilettengänge haben wir unsere Blase daran gewöhnt, bei geringer Füllmenge und jeder Gelegenheit geleert zu werden. Sie benimmt sich quasi wie ein verzogenes Kind, das immer kriegt, was es will, sonst macht es Terror. Da wir ihr dieses Fehlverhalten antrainiert haben, können wir es ihr aber auch wieder abtrainieren. Um die Blase wieder umzugewöhnen, vermeidet ihr, zu oft auf die Toilette zu gehen. Egal, wie sehr sich die Blase auch gerade einbildet geleert werden zu müssen, ihr haltet dagegen und zögert den Toilettengang weiter hinaus. Starten könnt ihr mit fünf Minuten und euch dann immer weiter hocharbeiten. So gewöhnt sich eure Blase langsam, aber sicher wieder ein normales Drangverhalten an. Das kostet Energie und Durchhaltevermögen, aber es lohnt sich. Also, Schließmuskel anspannen und durch! Merkt ihr keine Besserung, fühlt euch unsicher oder unwohl, lasst euch von eurer Urologin beraten, ob eine, und wenn ja, welche medikamentöse Therapie für euch in Frage kommt.

Daraus besteht Urin

Grob gesagt ist Urin das Abwasser unseres Körpers. Hauptbestandteile sind Wasser (95 Prozent), Elektrolyte, Abfallprodukte, die durch den Stoffwechsel anfallen, sowie Fremdstoffe, die wir über Alkohol, Medikamente oder Ähnliches in den Körper gebracht haben und die schnell wieder raussollten.

Urin entsteht ja in den Nieren, wo er zuerst als Primärharn und dann als Sekundärharn über die Harnleiter in die Blase geschleust wird. Der Primärharn ist aber noch mit viel zu vielen brauchbaren Stoffen angereichert wie Glucose, Mineralstoffen, Aminosäuren, Eiweißen und Elektrolyten. Deshalb leiten die Nierenkanälchen die guten Stoffe zurück ins Blut. Übrig bleiben im Sekundärharn neben dem vielen Wasser schöne Stoffwechsel-Abfallprodukte, also Kreatinin, Harnsäure, Harnstoff (Urea) und Zucker. Den Vorgang der Nieren nennt man übrigens Diurese.

Pipi-Beauty

++ *Urea auf der Haut*

Habt ihr sicher auch schon auf dem ein oder anderen Cremetiegelchen gelesen: Urea. Wie jetzt? Schmieren wir uns wirklich Pipi auf die Haut?

Harnstoff, also Urea, ist eines der Hauptprodukte, das anfällt, wenn unsere Leber Eiweißbausteine abbaut. Es wird hauptsächlich über die Nieren und die Blase, aber auch über den Darm und mit dem Schweiß ausgeschieden. Durch das Schwitzen haben wir eigentlich immer einen leichten Urea- also Pipi-Film auf der Haut liegen. Hört sich vielleicht im ersten Moment etwas eklig an, hat aber eine tolle Beauty-Wirkung: Urea ist nämlich ein 1a-Feuchtigkeitsspender. Es zieht die Feuchtigkeit in der Luft an und speichert sie auf unserer Haut.

Fehlt Urea auf unserer Haut, kann es sein, dass sie austrocknet, juckt oder schuppt. Deswegen wirken Cremes mit Urea gerade bei Neurodermitis oder Ekzemen toll, weil sie die Haut mit natürlicher Feuchtigkeit versorgen. Und alle, die sich jetzt vor Ekel schütteln

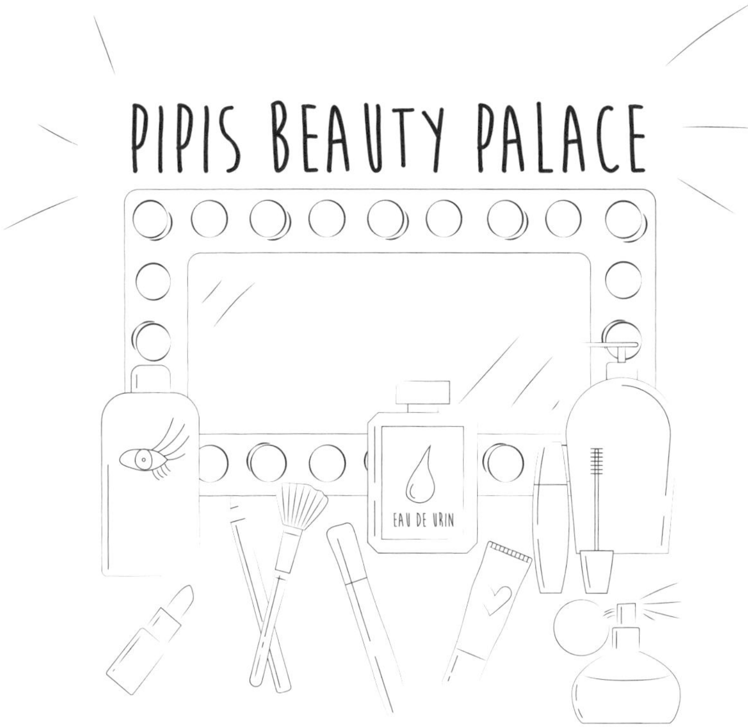

und panisch dabei sind, ihre Cremes, Lotions, Shampoos und so weiter in den Müll zu schmeißen – keine Angst, ihr schmiert euch keinen echten Harnstoff auf die Haut. Seit 1882 wird Urea künstlich aus Kohlendioxyd und Ammoniak hergestellt.

++ *Was es mit der Eigenurintherapie auf sich hat*

Ob die Therapie mit dem eigenen Harn etwas bringt oder nicht, kann ich nicht aus eigener Erfahrung beurteilen. Sie passt aber hier gut ins Thema. Die Eigenurintherapie gilt als alternative Behandlungsmethode und wird von ihren Anhänger*innen als das große Ding gefeiert gegen Hautkrankheiten wie Akne, Neurodermitis oder Schuppenflechte, gegen Allergien, Arthrose, Rheuma oder auch Asthma. Führende Vertreter*innen der Naturheilkunde aber lehnen sie ab, einen Nachweis über die gesundheitliche Wirkung gibt es bisher nicht.

Wer es trotzdem mal ausprobieren will, muss unbedingt darauf achten, dass der Urin so keim- und bakterienfrei wie möglich ist. Heißt: Habt ihr öfter eine Blasenentzündung oder Ähnliches oder nehmt regelmäßig Medikamente ein, ist die Therapie für euch tabu. Außerdem solltet ihr am besten den Mittelstrahl eures Morgenurins verwenden, da der am saubersten ist. Mittelstrahl bedeutet: kurz pinkeln, dann das Gefäß drunterhalten, den letzten Rest wieder ins Becken laufen lassen.

Die Therapie kann dann ganz unterschiedlich aussehen. Leidet ihr unter Neurodermitis oder allgemein schlechter Haut, könnt ihr ihn direkt auf die betroffenen Hautstellen schmieren und einfach einziehen lassen. Pinkelt dafür in einen sterilen Becher, tunkt ein Wattepad hinein und betupft die betroffenen Stellen eures Körpers. Keine Sorge, der Gestank verfliegt. Hartgesottene füllen sich ihren Urin ab und trinken ihn. Das soll die Abwehrkräfte stärken und uns fitter machen. Aber bitte wirklich immer nur den ganz frischen Urin. Ihn in Kanistern zu sammeln und im Kühlschrank aufzubewahren ist wegen des Zersetzungsprozesses keine gute Idee. Es gibt auch Menschen, die sich ihren Urin intramuskulär verabreichen lassen, also in den Muskel spritzen. Verrückt, oder? Bitte nicht nachmachen. Das schmerzt und kann zu Entzündungen im Muskel führen.

Gegner der Urintherapie warnen immer wieder davor, dass Urin eben nicht bakterien- und keimfrei sei und Krankheiten deswegen noch verschlimmern könne, Giftstoffe des Körpers würden ja nun gerade mit dem Urin ausgeschieden. Und wer hat nun recht? Puh, keine Ahnung.

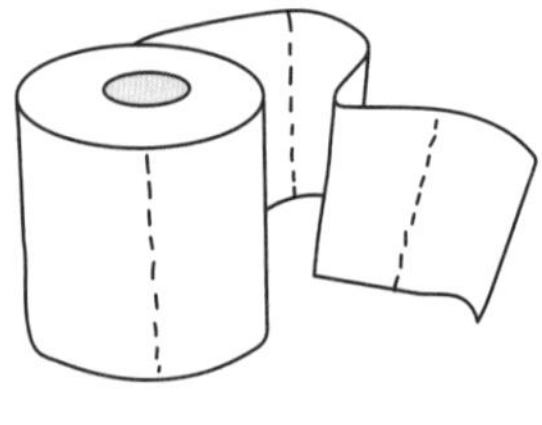

Der Spargel-Urin oder: Du pinkelst, was du isst – oder doch nicht?

Warum riecht unser Urin, wenn wir bestimmte Lebensmittel gegessen haben? Unser Harn enthält Stoffwechselprodukte, diese werden von verschiedenen Lebensmitteln beeinflusst, die wir dem Körper zuführen. So riecht unser Urin nach dem Genuss von Kaffee, Knoblauch, Kohl oder Zwiebeln anders als sonst. Oder eben nach dem Spargelessen. Eine Spargelstange reicht, schon duftet es auf der Toilette leicht säuerlich milchig nach Schwefel. Oh, du schöne Spargelzeit. Das lange, weiße Gemüse besteht zu 90 Prozent aus Wasser, daneben sind Kalium und sogenannte Asparagusinsäure enthalten. Und Letztere verursacht den Gestank, wenn sie durch Enzyme abgebaut wird, entsteht der typische Schwefelgeruch im Urin.

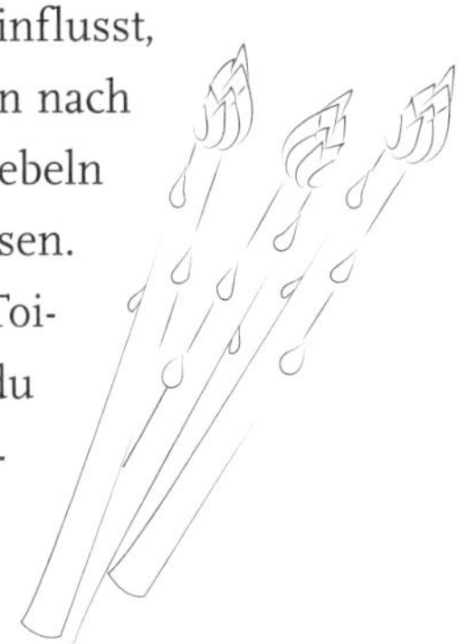

Allerdings nicht bei allen Menschen. Nicht jeder besitzt das Enzym, das die Asparagusinsäure in ihre stinkenden Schwefelteile zerlegt. Warum das so ist, ist noch nicht erwiesen, klar ist nur, dass dieses bestimmte Enzym vererbt wird. Stinkt dein Urin also nach dem Spargelverzehr, kannst du dich getrost bei deinen Eltern, der Oma oder dem Uropa bedanken.

Alle stillenden Leserinnen sollten auch wissen, dass das Spargelaroma auf die Muttermilch übergeht. Falls euer Baby also strikt die Brust verweigert, kann das am vorherigen Spargelverzehr liegen.

Das kann der Geruch eures Urins aussagen

Frischer Urin riecht neutral, also nach gar nichts. Erst wenn er älter wird und Bakterien den Harn zersetzen, ändert sich der Geruch. Ganz genau, wie beim Schweiß. Direkt nach dem Sportunterricht riechen wir noch recht fresh unter den Achseln, erst nach der Doppelstunde Mathe fängt es an zu miefen.

Nehmt ihr bei eurem Pipi schon im frischen Zustand ein – nun ja – strengeres Odeur wahr, könnte das entweder daran liegen, dass ihr oben genannte Nahrungsmittel zu euch genommen habt, oder aber, dass euer Körper gerade dabei ist, etwas auszubrüten. Wie immer gilt: Keine Panik! Kommt euch die Duftnote eures Pipis komisch vor, beobachtet und beschnuppert das Ganze eine Weile. Wenn euer Urin nach drei Tagen immer noch verdächtig riecht, macht einen Termin bei der Ärztin eures Vertrauens aus. Also, keine Scheu, schnuppert ruhig an eurem Klopapier.

++ *Euer Urin riecht …*

Süßlich: Riecht euer Urin süßlich oder nach Obst, kann das auf einen gestörten Zuckerstoffwechsel hindeuten. Im Urin befindet sich immer etwas Zucker, das ist ganz normal. Ist der Geruch stark, könnte das auf Diabetes zurückzuführen sein.

Fischig: Nach dem Pinkeln riecht's faulig-fischig? Das kann auf eine Harnwegsinfektion hindeuten. Verantwortlich sind E.coli-Bakterien, die in die Harnröhre klettern und dort eine Reizung und schließlich eine Entzündung verursachen. Daneben zersetzen sie den Urin, daher der strenge Geruch. Und auch ohne ständige Klogänge und Brennen beim Wasserlassen könnt ihr euch eine Blasenentzündung eingefangen haben. Es kann aber auch sein, dass sich die Infektion nicht in der Blase, sondern im Genitalbereich breitgemacht hat, was ebenfalls den fischigen Geruch erklären würde.

Nach Ammoniak: Euch kommt ein stechender Ammoniakgeruch aus der Toilettenschüssel entgegen? Daneben ist euer Urin auch recht dunkel? Dann habt ihr wohl einfach zu wenig getrunken, und euer Körper ist etwas dehydriert. Trinken wir nicht mindestens 1,5 Liter Flüssigkeit, behalten die Nieren mehr Wasser im Körper. Das stört das normale Mischverhältnis, der Urin ist konzentrierter und besteht nicht mehr zu 95 Prozent aus Wasser, er ist dunkler und riecht streng nach Ammoniak. Hier gilt natürlich: Den Flüssigkeitshaushalt auffüllen und zwar sofort!

Warum funktioniert ein Schwangerschaftstest und was wir am Urin noch ablesen können

Oh Gott, der Streifen im zweiten Fenster wird rot – schwanger! Einmal schnell draufgepinkelt, schon verrät uns der Schwangerschaftstest nach wenigen Minuten, ob ein neues Leben in uns heranwächst oder nicht. Aber wie funktioniert das eigentlich?

Eine Schwangerschaft lässt sich feststellen, indem das Schwangerschaftshormon Beta-HCG, ausgesprochen Beta-Humanes Choriongonadotropin, im Blut oder eben Urin nachgewiesen wird. Dieses Hormon wird von der Plazenta gebildet und sorgt für die Bildung von Progesteron, was wiederum den entstehenden Embryo erhält. Nachweisbar in unserem Körper ist dieses Hormon am achten Tag nach dem Geschlechtsverkehr und der möglichen Empfängnis. Es bringt also nichts, direkt panisch einen Test zu machen, nachdem das Kondom gerissen ist. Ja, es gibt zwar spezielle Frühtests, die Ergebnisse sind aber nicht ganz so aussagekräftig.

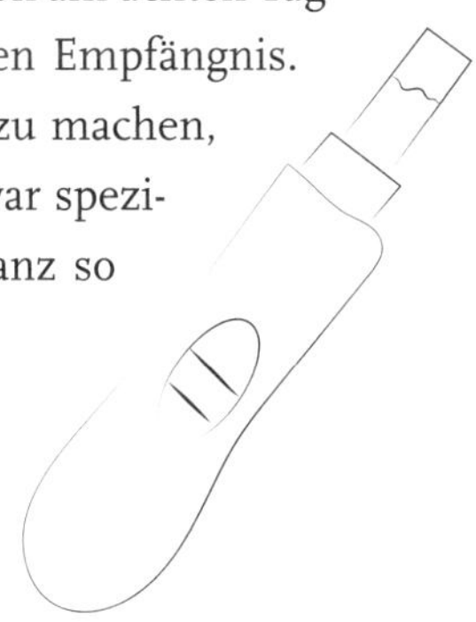

Am sichersten sind Schwangerschafts- und andere Urintests übrigens mit dem Morgenurin. Der eignet sich am besten, weil er konzentrierter ist und noch frei von möglichen Rückständen aus Nahrung oder Getränken. Daneben ist es am sichersten, den Mittelstrahl zu sammeln. Den erhaltet ihr, wenn ihr den Pipibehälter erst in der Mitte eures Pinkelvorgangs unter den Strahl haltet. Also, pinkeln, kurz anhalten, Becher drunter, weitermachen, Becher weg, fertig pinkeln. Klar, so weit? Der Mittelstrahl ist am saubersten.

Neben einer möglichen Schwangerschaft kann man auch noch ganz andere Dinge anhand des Urins ablesen und das auch durch verschiedene Arten von Tests.

Mit *Urin-Teststreifen* zum Beispiel könnt ihr selber zuhause feststellen, wie es um euren Urin bestellt ist. Dafür taucht ihr einen Papierstreifen mit kleinen Farbfeldern in euren Urin. Der Teststreifen verändert seine Farbe, die man nun mit einer Farbtafel abgleichen kann. Mit dieser Art Test könnt ihr zum Beispiel den pH-Wert eures Urins bestimmen und so feststellen, wie anfällig ihr für einen Blaseninfekt oder Harnsteine seid.

Neben dem Urinschnelltest kann eure Ärztin einen *Urinstatus* machen, mit dem die wichtigsten Werte auf Herz und Nieren durchgecheckt werden. Hier pinkelt ihr in ein Becherchen, euer Urin wird dann im Labor untersucht. Ein Urinstatus wird durchgeführt, um mögliche Erkrankungen der Niere oder Leber, bestimmte Bluterkrankungen oder Diabetes oder auch Harnwegsinfektionen und Harnsteine abzuklären.

Wer öfter mit Blasenentzündung zu kämpfen hat, hat von der Ärztin schon mal eine *Urinkultur* angelegt bekommen. Damit kann sie feststellen, welche Art von Bakterium denn nun genau schuld an der Misere in der Blase ist. Dafür wird der Urin mit Nährböden für diverse Krankheitserreger versetzt und anschließend kontrolliert, welche Bakterien oder Pilze es sich gemütlich gemacht haben. Findet eure Ärztin bei diesem Test nun bestimmte Bakterien, kann sie gleichzeitig testen, welches Antibiotikum am wirksamsten im Kampf gegen eure Entzündung ist. Dafür wird ein Antibiogramm erstellt, dass Resistenzen und Empfindlichkeit von Bakterien bei der Gabe bestimmter Antibiotika zeigt.

Der Streber unter den Urintests ist aber der *24-Stunden-Sammelurin.* Hier wird – wie der Name schon erahnen lässt – über 24 Stunden Urin gesammelt und im Labor getestet. Damit soll herausgefunden werden, wie viele Stoffe unser Körper genau ausscheidet. Scheiden wir über den Tag verteilt zum Beispiel zu wenig des Abfallprodukts Kreatinin aus, kann das bedeuten, dass unsere Nieren nicht mehr ganz so gut in Schuss sind und genauer unter die Lupe genommen werden sollten.

Gelb, goldig, durchsichtig: die verschiedenen Farben des Urins

Zeig mir deinen Urin und ich sag dir, wie es um deine Gesundheit so bestellt ist. Denn neben dem Geruch sagt auch die Farbe so einiges über unseren Körper aus. Aber warum ist Urin überhaupt gelb? Es könnte ja schließlich auch rosa oder blau sein. Seine gelbe Farbgebung hat Urin den sogenannten Urochromen zu verdanken. Das sind die Stoffwechselprodukte, die beim Abbau des Blutfarbstoffs anfallen und in den Nieren gebildet werden. Wie intensiv das Gelb unseres Urins ist, hängt dabei von der Konzentration dieser Urochromen im Urin ab. Je mehr von diesen kleinen Stoffwechselprodukten in unserem Urin herumschwimmen, desto gelber ist auch unser Urin.

Daneben kann sich die Farbe aber auch mit den Nahrungsmitteln verändern. Habt ihr zum Beispiel eine Phase, in der ihr gerade total auf Karotten oder Rote Beete steht, wird sich euer Urin der Nahrung farblich anpassen und nun auch *leicht rötlich* den Körper verlassen. Das liegt an den Carotinoiden wie Beta-Carotin, die den Urin umfärben.

Und habt ihr mal Lust auf eine Color-Party auf dem Klo, solltet ihr viele Blaubeeren essen, die hübschen unseren Urin nämlich mit einem leichten *Pinkton* auf.

Daneben haben wir ja schon gelernt, dass Urin *dunkler* wird, wenn wir zu wenig getrunken haben. Ist das bei euch der Fall, obwohl ihr ausreichend getrunken habt, kann es sein, dass mit eurer Leber oder der Galle etwas nicht stimmt. Klärt das umgehend mit eurer Ärztin ab.

Ist der Urin hingegen *sehr hell oder sogar farblos*, habt ihr es mit der Trinkerei wohl etwas übertrieben. Sicherlich müsst ihr nun aber auch alle zehn Minuten auf die Toilette rennen, wisst also selber, woher das Problem kommt.

Kommt der *angetrübt* statt klar aus eurem Harntrakt, kann das auf eine Blasenentzündung hindeuten. Auch *schaumig* ist eher schlecht. Ist das bei euch der Fall, solltet ihr eure Nieren untersuchen lassen.

Und Achtung, es gibt auch *grünen* Urin. Das ist zwar ein recht seltenes Phänomen, kann aber vorkommen, wenn sich bestimmte Bakterien breitgemacht haben oder ihr bestimmte Medikamente einnehmt. Also lieber abklären lassen.

Blasensteine und Co.: Warum Blase und Co. nicht gerne steinreich sind

Diamonds are a girl's best friend – also, am Hals, am Finger oder in den Ohren. Im Harntrakt sind sie eher unser worst enemy. Harnsteine sind schmerzhaft und können teilweise richtig gefährlich werden. Etwa jede 20. Deutsche hat einmal im Leben mit Harnsteinen zu kämpfen, die Zahl der Patient*innen hat sich in den letzten zehn Jahren verdreifacht.

Harnsteine sind Ablagerungen aus Kristallen, die sich in der Niere oder der Blase bilden. Das passiert, wenn Salze, die in unserem Urin herumschwimmen, zu hoch dosiert sind und auskristallisieren. Hat sich erstmal ein Salzkristall gebildet, lagern sich immer weitere Schichten darauf ab und vergrößern ihn. Aus dem anfangs kleinen, süßen Steinchen wird dann schnell ein ziemlich harter Brocken. Die Steine könne sich im gesamten Harntrakt ablagern und dort zu verschiedenen Problemen führen.

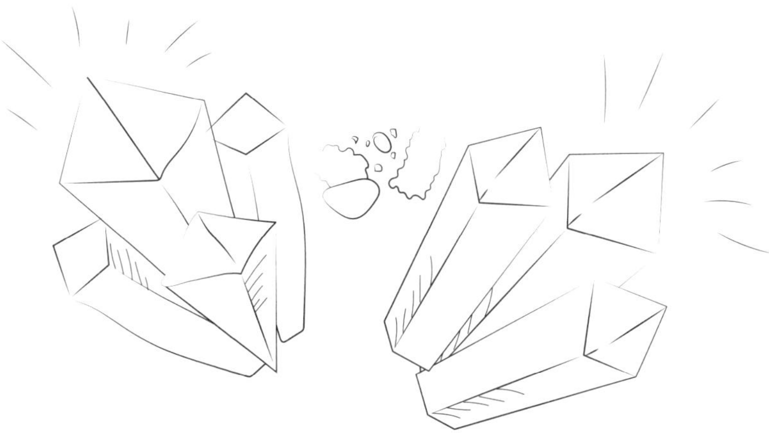

Nierensteine zum Beispiel entstehen direkt in der Niere. Wandern diese Steine dann aber und durchqueren dabei die Harnleiter, ändern sie ihren Namen und werden zu Harnleitersteinen. Von Blasensteinen sprechen wir, wenn sich die Kristalle erst in der Blase bilden. Bleiben die Steine schön klein und handlich, verursachen sie in der Regel keine Probleme. Sie schwimmen im Urin umher und werden irgendwann einfach mit ausgeschieden. Wenn wir Glück haben, bemerken wir sie nicht einmal.

Erst wenn die Harnsteine eine gewisse Größe erreichen, sich an die Blasenwand setzen oder die Harnröhre verstopfen, werden wir so langsam, aber sicher aufmerksam auf unsere Untermieter. Plötzlich treten starke Unterbauchschmerzen auf, das Pinkeln tut weh und funktioniert auch nicht mehr einwandfrei, ab und zu kann sogar Blut mit abgehen. Habt ihr das Gefühl, dass ein Harnstein es sich bequem gemacht hat im Harnapparat, solltet ihr unbedingt eine Urologin aufsuchen. Hier wird via Urintest nach Kristallen, Bakterien oder Blut geschaut. Per Ultraschall, CT oder einer Blasenspiegelung können die Harnsteine dann genauer untersucht werden. Findet eure Ärztin nun tatsächlich ein paar Brocken, müsst ihr nicht in Panik verfallen. Sind die Harnsteine klein genug, verschwinden sie von alleine, ihr pinkelt sie irgendwann einfach mit aus. Diese Ausschwemmung kann mit bestimmten Medikamenten unterstützt und beschleunigt werden. Größere Harnsteine werden während einer Blasenspiegelung, also endoskopisch zerkleinert und entfernt. Richtige chirurgische Operationen mit Aufschneiden und anschließendem Zunähen sind bei Harnsteinen in der Regel nicht nötig und werden nur bei Komplikationen in Betracht gezogen. Da fällt uns aber ein Stein vom Harnapparat!

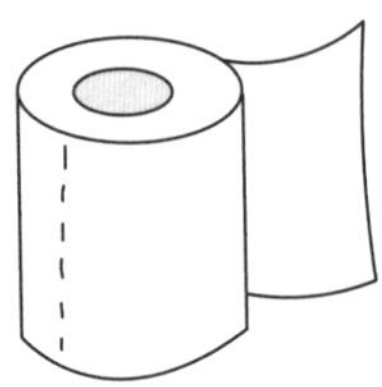

3.

Nervig und schmerzvoll: die Blasenentzündung

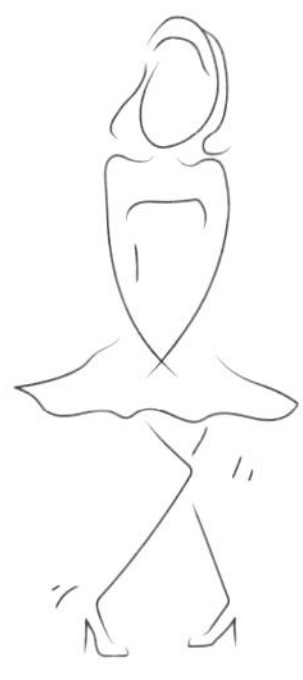

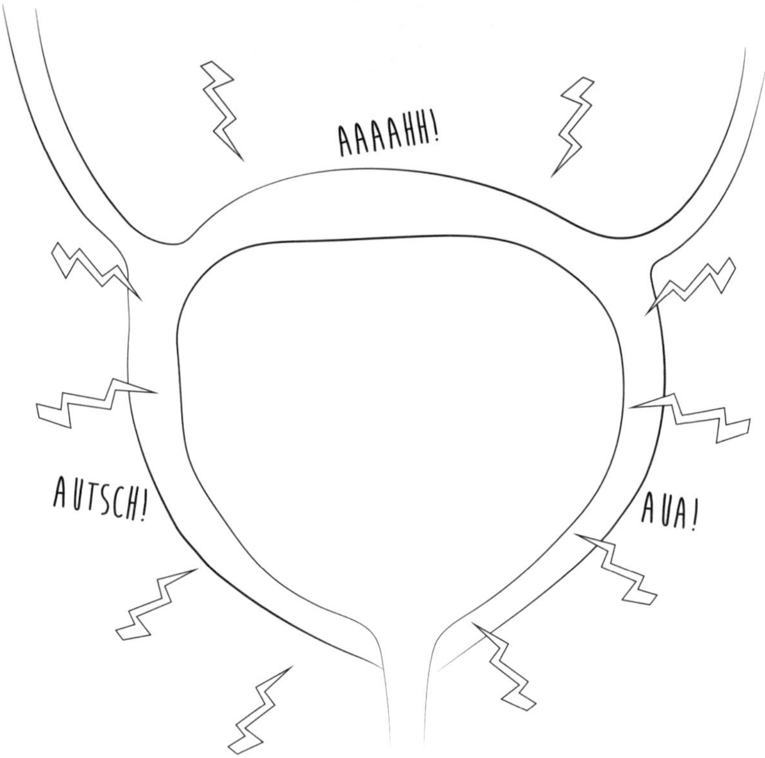
AAAAHH!
AUTSCH!
AUA!

Es zwiebelt im Unterleib, beim Pinkeln fühlt es sich an, als würde jemand einen Stacheldraht durch deinen Harntrakt ziehen, alle zehn Minuten rennst du aufs Klo. Kennst du? Willkommen im Club der Blasenentzündungsgeplagten. Die fiese Entzündung der Blase, von Ärztinnen gerne sexy als Zystitis beschrieben, entsteht, wenn sich Keime in der Harnröhren- beziehungsweise Blasenschleimhaut niederlassen, sich dort festsetzen und vermehren. Jede zweite Frau hatte schon mindestens einmal in ihrem Leben mit einem Blaseninfekt zu tun, was die Blasenentzündung zur häufigsten Infektion bei Frauen macht. Wow, Gratulation liebe Blasenentzündung – NOT! (Für alle, die es interessiert: Infekte der oberen Atemwege belegen Platz 1 bei beiden Geschlechtern.)

So bekommen wir eine Blasenentzündung

Der Hauptgrund, warum wir Girls so oft von Blasenentzündungen heimgesucht werden, ist, dass die weibliche Harnröhre mit drei bis vier Zentimetern einfach sehr kurz ist. Bakterien können sich so also ziemlich leicht ihren Weg in die Blase bahnen, sich an der Blasenwand andocken und dort eine Entzündung und Reizung in Gang setzen. Der schlimmste Bakterien-Übeltäter ist – Achtung, etwas eklig – das Darmbakterium Escherichia coli (vielleicht besser bekannt als Kolibakterium oder kurz E. coli). Ganze 80 Prozent der Blasenentzündungen gehen auf das Konto dieses Bakteriums, das in unserem Enddarm, also dem Po, zuhause ist.

Nicht erschrecken: dass sich Darmbewohner plötzlich in die Blase verirren, liegt nicht an mangelnder Hygiene oder einem falschen anatomischen Aufbau. Bei uns Frauen sind After, Scheide und Harnröhre nur ziemlich nah beieinander, weshalb unser Harnröhreneingang für Bakterien und Keime nur einen Katzensprung entfernt ist. Klar, dass sie diese Mini-Distanz nur allzu oft ausnutzen, um unserer Blase uneingeladen den einen oder anderen Besuch abzustatten. Freiwillig gehen tun sie dann aber nicht mehr. Sehr unangenehme Gäste! Jede vierte Frau leidet sogar unter ständig wiederkehrenden Blasenentzündungen.

Ab und zu »laden« wir sie aber auch selber ein. Natürlich nicht mit Grußkarte und nettem Anschreiben. Aber mit der falschen »Wischtechnik« auf der Toilette. Seid ihr Vorne-nach-hinten-Wischerinnen? Oder mögt ihr es doch lieber von hinten nach vorne? Letzteres solltet ihr euch unbedingt abgewöhnen. Wenn ihr rückwärts anfangt und euch euren Weg mit dem Toilettenpapier durch den gesamten Genitalbereich bahnt, zieht ihr die Keime aus dem After über die Scheide direkt vor eure Harnröhre. Ihr gabelt die Darmbakterien quasi wie Anhalter auf einer Landstraße auf und

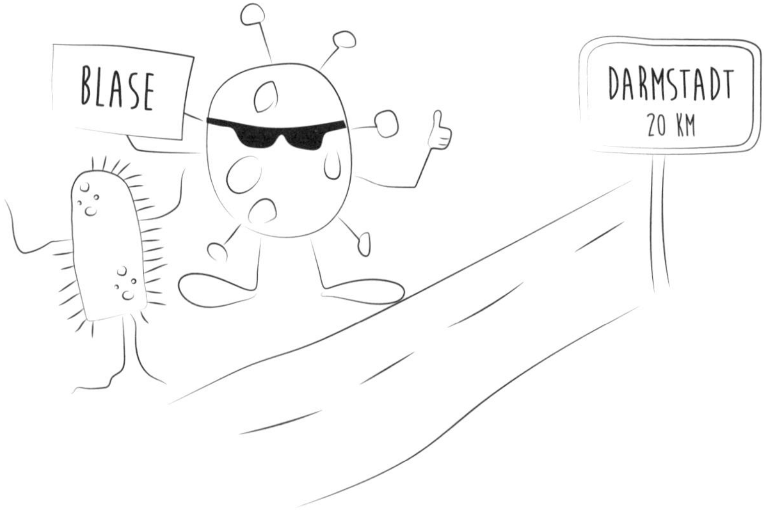

lasst sie dann direkt vor euren heiligen Hallen aussteigen. Guter Service für die Bakterien, schlechter für eure Blase! Deswegen, meine Lieben, schreibt euch hinter die Löffel: Ab jetzt wird von vorne nach hinten gewischt!

Honeymoon-Zystitis: Warum sich nach dem Sex häufig eine Blasenentzündung ankündigt

Natürlich ist auch Sex ein wichtiger Faktor im Blasenentzündungs-Game. Kündigt sich bei euch öfter eine Blasenentzündung an, nachdem euer Lover Bett (und euren Body) verlassen hat, leidet ihr wohl an der sagenumwobenen Honeymoon-Zystitis, also der Flitterwochenblasenentzündung. Die entsteht meistens schon während des Sex, weil unser Scheidenmilieu in der Sexy Time ziemlich beansprucht wird. Durch die Bewegungen des Penis in der Scheide und diverse andere Berührungen durch Finger und Co. gelangen Bakterien nämlich leichter in die Harnröhre. Weil bei uns Frauen After und Scheide eben recht nah beieinanderliegen und beim Sex im Idealfall alles in einem recht feuchten Milieu stattfindet, flutschen die Bakterien und Keime leichter in eure Blase.

Manchmal können wir auch durch die Bakterien unseres Partners krank werden. Und damit meine ich nicht nur die, die sich eventuell auf den Händen befinden. (Dass wir uns die Hände vor dem Liebesspiel waschen sollten, muss ich euch an dieser Stelle nicht extra sagen, oder? Also, wascht euch die Pfoten, bevor ihr euren Schatz unzüchtig berührt, und achtet darauf, dass er es ebenfalls tut. Nicht, dass er oder sie davor einen Hund gestreichelt, den Haltegriff in der U-Bahn berührt oder einfach nur Wechselgeld entgegengenommen hat – so werden Hände ganz schnell zu potenziellen Keimschleudern, die euch neben einer Blasenentzündung auch Pilze oder andere Infektionen bescheren können.)

Die Geschlechtsteile selber können ebenfalls Krankheitsüberträger sein. Leidet dein Freund zum Beispiel an einer chronischen Prostataentzündung (von der er wahrscheinlich nichts merkt und weiß), können diese Keime schuld sein, dass es bei dir immer wieder zu einer Blasenentzündung kommt. Bei Verdacht sollte dein Partner unbedingt auch in einer urologischen Praxis vorstellig werden. Immer hilfreich, um die Gefahr der Honeymoon-Zystitis zu mindern: direkt nach dem Sex Pinkeln gehen. So spült ihr die neu gewonnenen Keime direkt wieder aus dem Unterleib heraus. Ja, nicht gerade romantisch, aber hey, es hilft wirklich.

Es gibt eine Sache, die ihr während des Verkehrs beachten könnt, um die Wahrscheinlichkeit einer Blasenentzündung zu minimieren. Es kommt nämlich auf die Stellung an – also besser gesagt auf den Winkel, in dem Penis oder Finger in die Vagina eindringen. Seid ihr besonders anfällig für Blasenentzündungen, solltet ihr eine Stellung wählen, in der der Partner eure Harnröhre nicht durch zu extreme Bewegung und Reibung auf und ab bewegt. Durch extreme Reibung kann die Harnröhre anschwellen und den Weg für Bakterien so noch leichter frei machen. Viel besser: Euer Partner sollte in einem geringeren Winkel in euch eindringen. Das hat neben der Entzündungsprävention noch weitere Vorteile für euch: Mittels des Drucks in diesem Winkel massiert der Partner ganz automatisch eure Klitoris (liegt außerhalb und direkt vor der Scheide) und den G-Punkt (liegt in der oberen Wand ganz vorne). Ihr kommt also doppelt so schnell und intensiv zum Orgasmus.

Und wo wir gerade beim Thema sind: Gehört bei euch Analsex zum Liebesspiel dazu, solltet ihr unbedingt darauf achten, Finger, Penis oder was auch immer sich in eurem Allerwertesten befunden hat, erst sorgfältig zu reinigen, bevor er oder es wieder zum Einsatz kommen. Ähnlich wie beim Hinten-nach-vorne-Wischen transportiert ihr die Darmbakterien sonst ganz freiwillig in Richtung Harnröhre.

Auch die Verhütung spielt hier eine Rolle, vor allem wenn ihr zur Fraktion der Diaphragma-Trägerinnen gehört. Laut einer Studie erkranken Frauen, die ein Diaphragma benutzen, viermal häufiger an Blasenentzündungen. Das liegt zum einen daran, dass durch das Diaphragma vermehrt Bakterien in der Scheide vorkommen können, vor allem das E. coli-Bakterium. Daneben führt das Diaphragma dazu, dass die Bakterien im Scheidenmilieu besser gedeihen, da es nun weniger sauer ist und so den perfekten Nährboden darstellt. Durch seine Lage drückt das Diaphragma außerdem auf die Harnröhre, das kann sie reizen und anfälliger für Bakterienbefall machen. Also wechselt lieber die Verhütungsmethode, falls ihr öfter mit einer Blasenentzündung zu kämpfen habt.

Blasenentzündung durch Sex: Wenn sich eure Bakterien nicht verstehen

Wenn ihr nach dem Liebesspiel öfter an einer Blasenentzündung leidet, kann es auch daran liegen, dass eure Bakterien einfach nicht gut miteinander harmonieren. Sie finden sich nicht so sexy wie du und dein Boyfriend oder Girlfriend. Jeder Mensch hat verschiedene Bakterien auf und im Körper, das ist ganz normal. Treffen beim Liebesspiel nun die Bakterienstämme deines Partners auf die deinen, müssen sie sich erstmal aneinander gewöhnen. Meistens verwirren und stören diese fremden Bakterien unsere Scheidenflora und die dort angesiedelten Bakterien. Und das kann auf Dauer leider eine Infektion begünstigen. Aber keine Angst, Schluss machen musst du mit deinem neuen Liebling deswegen natürlich nicht. Sogar ganz im Gegenteil. Um eure Bakterien besser aneinander zu gewöhnen, solltet ihr ab jetzt einfach öfter miteinander schlafen. Ja, wirklich! Damit gebt ihr euren Bakterien die Chance, sich besser anzufreunden. Das geht natürlich

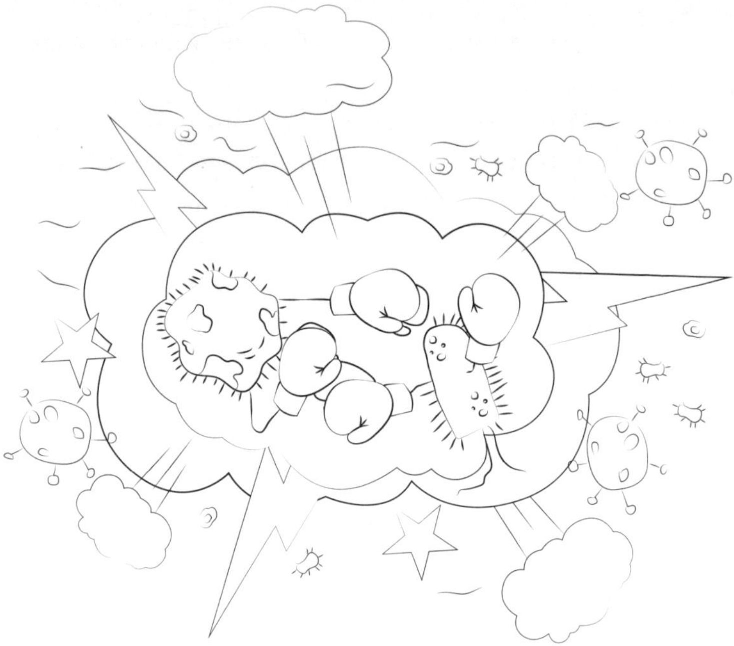

nicht von heute auf morgen. Aber es lohnt sich. Je lieber sich die Bakterien haben, desto seltener kriegt ihr Besuch von Miss Blasenentzündung.

Baby it's cold outside: Blasenentzündung durch Verkühlung?

»Zieh dich warm an, bedecke deine Nieren und setz dich nicht auf kalte Steine, sonst kriegst du eine Blasenentzündung ...« Ja, da hatten unsere Mütter zwar nicht unrecht – so richtig recht aber auch nicht. Es stimmt schon, dass wir in kälteren Jahreszeiten häufiger krank werden als im Sommer. Das liegt aber nicht direkt an der Kälte, sondern daran, was sie mit unserem Körper anstellt. Um das Immunsystem zu schützen und unsere Körpertemperatur auf konstant 36,8 Grad zu halten, muss der Körper dann richtig ranklotzen. Schafft er das nicht, werden die Organe nicht ausreichend durchblutet und können nicht mehr optimal arbeiten. Die Folge: Der Stoffwechsel wird gedrosselt, die Blutgefäße verengen sich, und die Abwehr funktioniert nicht mehr, wie sie sollte. Für die Blase bedeutet das: Die schützende Schleimhaut wird nicht mehr richtig durchblutet, kann sich gegen einfallende Bakterien also nicht mehr effektiv wehren.

Eine Blasenentzündung durch eine Unterkühlung ist demnach möglich, aber eben nur, weil unser Immunsystem geschwächt ist. Deswegen gilt: immer schön warm anziehen, auf gesunde Ernährung achten und nach dem Baden nassen Bikini oder Badeanzug direkt wechseln.

Darum bekommst du öfter eine Blasenentzündung als deine Freundinnen

Du wunderst dich, warum du dich schon wieder mit einer Blasenentzündung rumschlagen musst, während deine beste Freundin diese Erfahrung noch nie oder erst ein-, zweimal im Leben machen musste? Manche Menschen sind leider anfälliger für Infekte in der Blase als andere. Warum? Das ist noch nicht wirklich bewiesen. Es gibt aber ein paar Anhaltspunkte.

Eine gesunde Blasenwand besitzt Abwehrmechanismen, die Bakterien direkt selbst eliminieren und so die darunterliegenden Zellen vor Angreifern schützen. Nun ist diese schleimige Schutzschicht dem Anschein nach nicht bei allen Menschen gleich stark ausgeprägt, so dass sich Bakterien an gewissen Blasenwänden leichter festsetzen und Unruhe stiften können.

Daneben kann es auch sein, dass der Urin zu süß ist. Um Bakterien abtöten zu können, sollte er jedoch sauer sein (so richtig wütend, wie Hulk) und Inhaltsstoffe wie Aminosäuren, Ammoniak und Lysozyme beinhalten. Die sind nämlich exzellente Bakterien-Killer.

Es kann auch sein, dass weder Blase noch Harnröhre das Problem sind, sondern das Scheidenmilieu. Auf und in unserer Vagina leben normalerweise sogenannte Laktobazillen, auch Milchsäurebakterien genannt, die eindringende Bakterien schon am Scheideneingang unschädlich machen und den pH-Wert unserer Scheidenflora im Lot halten. Sitzen zu wenige dieser guten Bazillen in unserer Vagina, können Bakterien einfacher in die Blase gelangen. Schuld am Bakterienschwund können zum Beispiel Antibiotika sein. Daneben ist eine gesunde Vagina mit einer schleimigen Schutzschicht ausgestattet, die unter anderem verhindert, dass Bakterien dort haften bleiben und sich vermehren können. Ist diese Schleimschicht nun nicht oder nur minimal vorhanden, haben Bakterien natürlich leichteres Spiel.

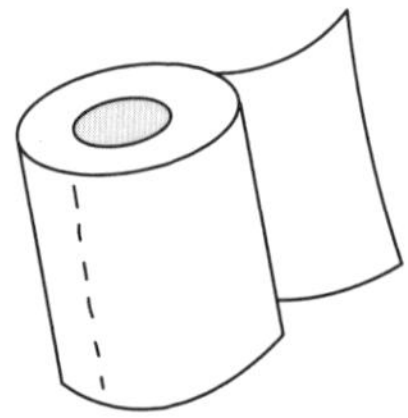

Bye-bye Blasenentzündung

Schon beim kleinsten Zwicken oder Unwohlsein der Blase ist eines ganz wichtig: trinken, trinken und noch mehr trinken. Am besten stilles Wasser oder Tee. Super zum Durchspülen eignen sich Blasen- und Nierentees, die Birken- oder Brennnesselblätter enthalten. Je öfter ihr auf die Toilette müsst, desto schwieriger ist es für die Bakterien, sich in eurer Blase festzusetzen. Sie werden einfach mit dem Urin herausgespült. Quasi wie eine reinigende Dusche. Ja, ich weiß, superunangenehm, wenn jeder Toilettengang schmerzt, es hilft nur leider nichts – Augen zu (Schließmuskel auf) und durch! Trinkt ihr zu wenig, können sich die Bakterien ungestört auf Blasenwand und Co. niederlassen.

Sind eure Schmerzen nicht ertragbar, dürft ihr natürlich auch zu Schmerzmitteln greifen. Hier eignet sich Ibuprofen übrigens am besten. In einer Studie, die 2015 durchgeführt wurde, konnte nachgewiesen werden, dass 70 Prozent der Patientinnen bereits wenige Tage nach der Einnahme beschwerdefrei waren. Im Vergleich: Bei den Frauen, die Antibiotika einnahmen, waren es nur 10 Prozent mehr, nämlich 80 Prozent. Daneben hilft auch Wärme, die Schmerzen zu lindern. Ähnlich wie bei Periodenschmerzen hilft es hier, eine Wärmflasche oder ein Wärmepflaster auf den Bauch zu legen oder ein heißes Bad zu nehmen.

Versucht einfach, es euch gut gehen zu lassen und euch zu pflegen. Ihr seid krank und braucht Ruhe. Und ganz wichtig: Keine Panik! In der Regel wird sich die fiese Blasenentzündung in etwa drei Tagen von alleine wieder verziehen, und ihr könnt euch Ärztinnenbesuche und Antibiotika sparen. Habt ihr aber das Gefühl, Fieber zu bekommen, oder bemerkt Schmerzen im Rückenbereich, dann ist der Gang zur Ärztin ein Muss.

Yay or Nay: Antibiotika

Klar, Antibiotika helfen schnell und in der Regel auch sicher. Und wenn sich der Unterleib so anfühlt, als trieben Chucky, Freddy und Pennywise dort zusammen ihr Unwesen, täte man natürlich nichts lieber, als schnurstracks zur Ärztin zu rennen, um sie mit den richtigen Antibiotika zu stoppen. Nur: Wirklich gesund ist das auf Dauer nicht. Antibiotika zerstören bakterielle Strukturen, die bei uns Menschen normalerweise nicht vorkommen. Das ist erstmal toll. Beliebte Nebenzielscheibe der Antibiotika aber: die erwünschten Darmbakterien und Laktobazillen. Und wir sind ohne Darmbakterien anfälliger für Autoimmunerkrankungen, Lebensmittelunverträglichkeiten oder Übergewicht, unser komplettes Immunsystem gerät aus dem Gleichgewicht. Fehlen die Laktobazillen, können Bakterien wie beschrieben leichter in die Blase vordringen, und auch Hefepilze haben jetzt leichtes Spiel. Habt ihr Pech, setzt das Ganze einen Teufelskreis in Gang, der euch direkt die nächste Blasenentzündung beschert.

Neben der Zerstörung der guten Bakterien können Antibiotika auf Dauer aber auch Resistenzen verursachen, also dafür sorgen, dass die Bakterien unempfindlicher den Tabletten gegenüber werden. Das kann daran liegen, dass ihr euch einfach schon zu oft einer Antibiotikatherapie unterzogen habt, oder auch an der Ernährung. Stehen regelmäßig tierische Produkte bei euch auf dem Speiseplan, ist die Wahrscheinlichkeit sehr hoch, dass ihr jedes Mal unbemerkt Antibiotika zu euch nehmt. 2015 führte der BUND (Bund für Umwelt und Naturschutz Deutschland e. V.) Stichproben durch und fand in insgesamt 88 Prozent der in Discountern gekauften Putenfleischprodukte Antibiotika. So steigen die Resistenzen stetig an, wir werden quasi immer »immuner« gegen ihre Wirkung, bis irgendwann kein Antibiotikum mehr hilft. Antibiotika nun direkt zu verteufeln und gar nicht mehr zu nehmen, ist natürlich auch Quatsch. Es sollte nur nicht der erste Schritt sein.

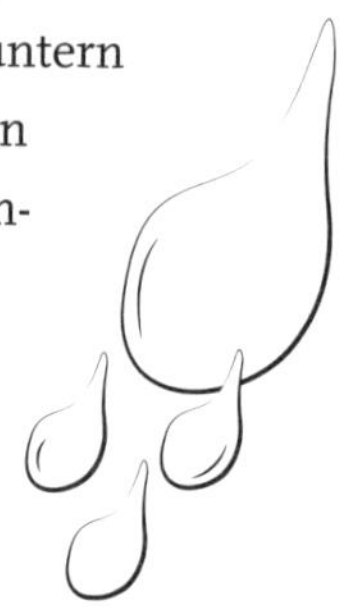

Klingt eure Blasenentzündung nicht nach wenigen Tagen von alleine ab, der Schmerz zieht in die Flanken oder ihr bekommt Fieber, werdet ihr um eine Antibiotikabehandlung nicht mehr herumkommen. Lasst euch aber unbedingt ausreichend von eurer Ärztin beraten und über Risiken und Nebenwirkungen aufklären.

So beugen wir einer Blasenentzündung vor

Zu 100 Prozent sicher ist man nie vor einer Blasenentzündung. Es gibt aber einiges, was wir tun können, um die Wahrscheinlichkeit wenigstens zu minimieren. Gerade wenn ihr anfällig für Entzündungen in der Blase seid, solltet ihr auf die richtige Hygiene achten. Vermeidet aggressive Duschgels, Seifen oder Intimsprays – unsere Vagina kann sich schon ganz gut alleine sauber halten. Sonst zerstört ihr auf Dauer die natürliche Keimflora des Intimbereichs, die aber sehr wichtig im Kampf gegen böse Bakterien, Keime und Pilze ist. Viel besser für unser Schatzkästchen eignen sich milde, pH-neutrale Produkte, die das Scheidenklima bei einem gesunden sauren pH-Wert von unter 4,5 lassen.

Auch wichtig: die richtige Kleidung. Tragt ihr zum Beispiel zu enge Hosen, die im Schritt einschneiden, sieht das nicht nur blöd aus, es kann auch eine Blasenentzündung oder andere unschöne Erkrankungen im Intimbereich fördern. Die Naht reibt und scheuert im Schritt und führt so zu Gewebereizungen, was es Bakterien leichter macht, sich auszubreiten und in die Blase vorzudringen.

Während eurer Periode solltet ihr Tampons und Binden regelmäßig wechseln. Am besten nach jedem Mal Pinkeln. Daneben solltet ihr darauf achten, dass die Periodenprodukte eures Vertrauens keine künstlichen Zusatzstoffe enthalten, die die Schleimhäute reizen könnten. Am sichersten blutet ihr in 100 Prozent Baumwolle.

Und ja, ihr könnt es sicher nicht mehr hören: ausreichend trinken ist wirklich das Allerwichtigste. Sorgt dafür, dass eure Blase immer gut durchgespült wird, so dass Bakterien nicht die Chance haben, sich festzusetzen. Allgemein solltet ihr auch darauf achten, gesund zu essen, euch nicht zu lange im Kalten aufzuhalten und auf eure Gesundheit zu achten. Je stärker euer Immunsystem ist, desto schwieriger ist es für Bakterien, anzugreifen.

Ist Cranberry wirklich das Zaubermittel im Kampf gegen die Blasenentzündung?

Als von Blasenentzündungen geplagtes Mädchen hört man ja immer wieder: »Was ist denn mit Cranberrys, die sind doch super für die Blase ...« Aber stimmt das überhaupt?

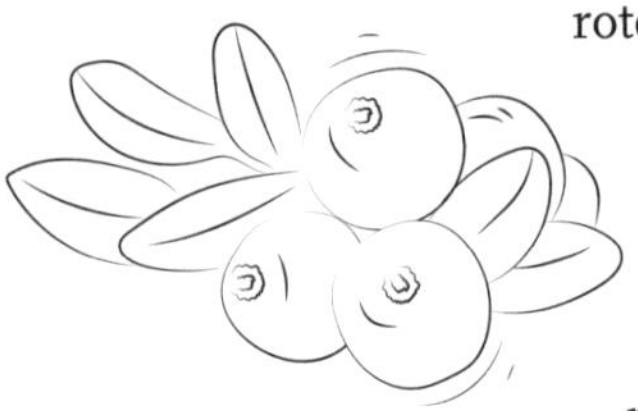

Zuerst mal etwas Streber-Kunde: Die kleine rote Beere, ihr deutscher Name ist Großfrüchtige Moosbeere oder auch etwas oll Kranichbeere, kommt aus Nordamerika, wo sie sich als am Boden wachsendes Zwergstrauchgewächs ausbreitet. In der kleinen roten Beere tummeln sich jede Menge tolle Wirkstoffe: Wir hätten da zu allererst die Vitamine C, B6, K und das Provitamin A. Daneben enthält sie noch Kalzium, Kalium, Magnesium, Folsäure und Natrium. Alles tolle und wichtige Stoffe, keine Frage. Die wichtigsten Waffen gegen die Blasenentzündung bietet uns die Cranberry allerdings durch sogenannte Proanthocyanidine. Diese schwer auszusprechenden (und auch zu schreibenden) Stoffe sollen verhindern, dass Kolibakterien (wir erinnern uns: Die sind zu 80 Prozent schuld an der Blasenentzündung) die Blasenwand besiedeln und dort die fiese Entzündung in Gang setzen.

Wie gut diese Wirkung wirklich ist, darüber streiten die Expertinnen schon lange. Einige behaupten, es sei wenig sinnvoll, sich mit Cranberrykapseln, -saft und Co. vollzustopfen, weil die Beeren einen ziemlich langen Weg durch Darm, Leber und Co. zurücklegen müssen, bis sie ihre eigentliche Wirkungsstätte, die Blase, erreichen, und dann von ihren tollen Inhaltsstoffen nicht mehr wirklich viel übrig ist. Andere wiederum schwören auf die vorsorgende und schützende Wirkung von Cranberrys und empfehlen, dafür regelmäßig hundertprozentigen Fruchtsaft zu trinken oder Tabletten einzunehmen.

Es kann durchaus hilfreich sein, zu versuchen, die eventuell bald auftretende Entzündung mit Cranberrys in Schach zu halten. Einen bereits bestehenden akuten Harnwegsinfekt kann die rote Wunderbeere aber nicht wegzaubern.

Ähnlich verhält es sich übrigens mit Mannose. Das ist ein Baustein, der in pflanzlichen Zuckerarten vorkommt und von Herstellern auch gerne als Wundermittel für die Blasengesundheit angepriesen wird. Mannosetabletten könnt ihr in jedem Drogeriemarkt erwerben. Untersuchungen zufolge soll der Zucker die Bakterien binden und so verhindern, dass sie sich an der Blasenwand festsetzen. Ähnlich wie bei Cranberry-Produkten sind auch hier die Studien leider nicht aussagekräftig, so dass man die Wirkung weder bestätigen noch abstreiten kann.

Die komplizierte und die unkomplizierte Blasenentzündung

Ärztinnen unterteilen die Blasentzündung in zwei verschiedene Arten: die komplizierte und die unkomplizierte. Und jetzt ratet mal, welche der beiden uns größere Probleme bereitet. Ganz genau, die komplizierte.

Entdeckt ihr Blut im Urin, verfallt bitte nicht in Panik! Das kommt bei Blasenentzündungen recht häufig vor, muss aber nicht gleich ein Alarmsignal sein. Von der komplizierten Blasenentzündung spricht man, wenn sie nicht »nur« mit Schmerzen beim Pinkeln und ständigem Harndrang, sondern auch mit Fieber, Schüttelfrost und Rückenschmerzen einhergeht. Diese Beschwerden treten nämlich oft auf, wenn die Bakterien ihr Unwesen nicht nur in der Harnblase oder Harnröhre treiben, sondern auch in das Nierenbecken aufsteigen. Ist das der Fall, solltet ihr dringend eine Ärztin aufsuchen.

Die komplizierte Blasenentzündung lässt sich nicht mit viel Flüssigkeit »auspinkeln« oder aussitzen, hier müssen Antibiotika ran. Unter jungen Frauen leiden zum Glück nur etwa 5 Prozent an einer komplizierten Blasenentzündung, die restlichen 95 Prozent haben es mit der harmloseren Variante zu tun, die in der Regel nach ein paar Tagen mit viel Wasser und Tee von selber verschwindet. Gehört ihr nun leider Gottes zu den unlucky five Prozent, solltet ihr die Ursache abklären lassen. Hierfür sind einige Untersuchungen notwendig. In der Regel wird eure Ärztin erstmal eine Anamnese machen, also eure Krankengeschichte aufnehmen, den Urin untersuchen und eine Urinkultur anlegen. So soll herausgefunden werden, welche Bakterien schuld an der Misere sind und welches Antibiotikum sie in ihre Schranken weist.

++ *Wir lernen über die unkomplizierte Blasenentzündung:*

- Findet im unteren Harntrakt statt
- Ist ungefährlich
- Verschwindet in der Regel nach ein paar Tagen von selber
- Ist mit genug trinken und Wärme gut selber behandelbar

++ *Wir lernen über die komplizierte Blasenentzündung:*

- Kommt neben Schmerzen beim Wasserlassen mit Fieber und Schmerzen in den Flanken daher
- Muss unbedingt von einer Ärztin angeschaut und behandelt werden
- Behandlung erfolgt mit Antibiotika
- Kann bei Nichtbehandlung zu einer Nierenbeckenentzündung führen

Hello again!
Wenn die Blasenentzündung immer wieder kommt

Kaum ist die Blasenentzündung abgeklungen, fängt es plötzlich schon wieder an, untenrum zu bitzeln und zu brennen. Wie jetzt? Schon wieder eine Blasenentzündung? Das kann doch nicht sein. Leider schon. Stattet uns die Blasenentzündung mehr als dreimal im Jahr einen Besuch ab, sprechen Medizinerinnen von einer wiederkehrenden beziehungsweise rezidivierenden Blasenentzündung (ich nenne sie gerne Zombie-Entzündung). Und weil ich so viele Mädchen kenne, die sich mit einer wiederkehrenden Blasenentzündung herumschlagen müssen, möchte ich hier mal versuchen, etwas Licht ins Dunkel – oder eben in die Blase – zu bringen.

Oft feiert die normale Blasenentzündung ein Comeback, weil die Krankheit nicht richtig oder ausreichend behandelt wurde und einige Bakterien unbemerkt auf der Blasenwand zurückgeblieben sind. Dabei kann es sich um resistente Keime handeln, bei denen das verwendete Antibiotikum nicht wirkt. Oder aber: Ihr habt die Medikamente nicht wirklich bis zum Schluss durchgenommen. Nur wer keine Symptome mehr spürt und sich gesund fühlt, muss es noch lange nicht sein. Nehmt das Antibiotikum bitte wirklich so lange ein, wie es euch die Ärztin verschrieben hat.

Vielleicht ist aber auch eure Blasenwand geschädigt. In kleinen Rissen oder Löchern können sich Bakterien und Keime nun leichter verstecken, um dann erneut zuzuschlagen. Natürlich können sich auch einfach neue Erreger in die Blase schleichen. Dann müsstet ihr abklären lassen, warum eure Blase sich nicht richtig verteidigen kann.

So richtig vorbeugen gegen die wiederkehrende Blasenentzündung kann man leider nicht. Klar, immer viel trinken, damit der Großteil der Bakterien ausgeschwemmt werden kann. Um euch so gut wie möglich zu schützen, hilft es, eine kompetente Urologin an eurer Seite zu haben, der ihr vertraut und die euer Krankheitsbild kennt. Sie kann euch beispielsweise eine supressive Antibiotikatherapie verordnen, also ein Antibiotikum, das ihr über einen längeren Zeitraum von drei bis sechs Monaten einnehmt. So sollen die Bakterien, die sich irgendwo in der Blasenwand versteckt halten, auf Dauer zerstört werden. Um die Nebenwirkungen durch den langen Antibiotikagebrauch so gering wie möglich zu halten, solltet ihr euch von eurer Ärztin beraten lassen, wie ihr die guten Bakterien, die durch das Antibiotikum mit zerstört wurden, wieder aufbauen könnt. Hier gibt es eine ganze Reihe von Produkten, die ihr oral einnehmen oder als Zäpfchen einführen könnt.

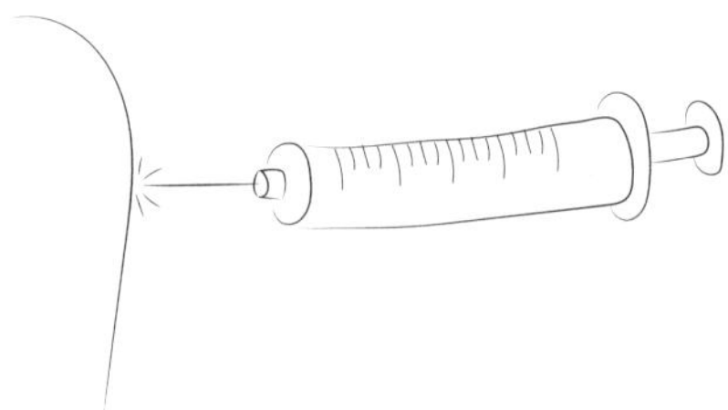

++ *Was bringt die Impfung gegen Blasenentzündung?*

Seit 2004 gibt es eine Impfung gegen die Blasenentzündung, die gespritzt wird – für alle Angsthäsinnen gibt es die inaktiven Bakterien auch als Kapseln zur oralen Einnahme. Das Medikament soll eine Grundimmunität erwirken, indem mehrere inaktive E.coli-Stämme absichtlich in den Körper gebracht werden, damit sich das System an die Eindringlinge gewöhnt und in Zukunft nicht mehr so anfällig ist. Durch beide Verfahren soll eine wiederkehrende Blasenentzündung um 50 bis 60 Prozent verringert werden. Die Kassen zahlen diese Behandlung jedoch in der Regel nicht, da ihre Wirksamkeit nicht ausreichend bewiesen ist.

Ständige Schmerzen in der Blase: die gefürchtete Interstitielle Zystitis

Inter-was? Alleine schon das Wort sorgt für Verwirrung und lässt nichts Gutes vermuten. Übersetzt bedeutet interstitiell so etwas wie »dazwischen« oder »Zwischenräume bildend«. Genau darum geht es hier: Die Entzündungen finden nicht wie bei der uns bekannten Blasenentzündung auf der Blasenwand statt, sondern in den tieferen Zwischenräumen. Wie das passieren kann, ist noch nicht ausreichend geklärt, wahrscheinlich aber liegt es an der Glykosaminoglykan-Schicht. Wenn diese Schutzschicht der Blase defekt ist, lässt sie Harnstoffe direkt an die Blasenwand. Das ist nicht nur extrem schmerzhaft, es führt auch dazu, dass Entzündungen entstehen und chronisch werden.

Da die interstitielle Blasenentzündung noch ziemlich unerforscht ist, gibt es leider nur wenige Therapie- oder Untersuchungs-

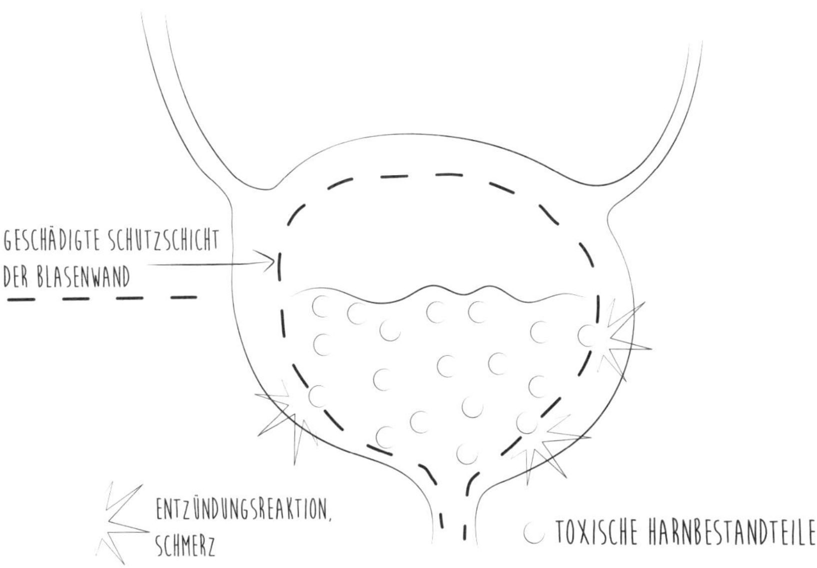

ergebnisse. So findet die Diagnose meistens über ein typisches Ausschlussverfahren statt: Sind Blasensteine schuld? Oder Pilze und Viren? Kann vielleicht doch ein Herpes Genitalis der Übeltäter sein?

Nach Blasenspiegelung und Gewebeuntersuchungen erfolgt die genaue Diagnose letztlich über eine Überdehnung der Blase. Hier wird untersucht, wie die Blasenschleimhaut reagiert. Leidet ihr an einer Interstitiellen Zystitis, wird die Schleimhaut beim Ablassen, also dem Schrumpfen der Blase auf Normalmaß, brechen und ziemlich stark anfangen zu bluten. Ja, das ist echt fies. Genau deswegen wird diese Prozedur aber auch unter Vollnarkose durchgeführt, ihr kriegt von dem sogenannten Mucosal Cracking gar nichts mit.

Leidet ihr dann offiziell an der fiesen Blasenkrankheit, müsst ihr eure Schleimhaut wieder auf Vordermann bringen. Das tun Ärztinnen, indem sie bestimmte Stoffe wie Hyaluronsäure oder Natrium-Pentosanpolysulfat mit einem Katheter direkt in die Blase einbringen. Zweiteres ist ein aus Buchenholz gewonnener Stoff, der der Schutzschicht unserer Blasenwand ähnelt und die Regeneration unterstützt. Mittlerweile gibt es auch immer mehr Medikamente mit diesem Wirkstoff, die durch eine geregelte Langzeiteinnahme verhindern sollen, dass toxische Substanzen durch die Blasenwand gelangen und dort Schmerzen und Entzündungen verursachen. Da die Wirkung jedoch dauert, es kann erst nach etwa einem halben Jahr mit einer Verbesserung gerechnet werden.

Daneben gibt es noch die sogenannte EMDA-Therapie (Electro Motive Drug Administration). Hier wird eine örtliche Betäubung sowie Cortisol in die Blase gegeben, durch Zugabe von sehr schwachem Strom soll sie tiefer in die Blasenwand eindringen und nachhaltiger wirken. Zusätzlich können auch Antidepressiva verschrieben werden, deren Nebeneffekt die Schmerzlinderung ist.

Darum bekommen Männer seltener eine Blasenentzündung als Frauen

Statt mit ihrem Penis sollten Männer ab jetzt vielleicht eher mit der Länge ihrer Harnröhre angeben. Die ist nämlich wirklich 20 bis 25 Zentimeter lang und damit bis zu siebenmal so lang wie die von uns Mädels. Und weil bei Männern Harnröhrenausgang und Anus weiter auseinanderliegen als bei uns Frauen, haben Männer viel seltener mit Bakterien in der Blase ergo Blasenentzündung zu kämpfen. Achtung, unfair: Statistisch gesehen erkrankt nur einer von hundert Männern in seinem Leben an einer Blasenentzündung. Falls es doch mal passiert, ist die ganze Sache komplizierter als bei uns Frauen.

Erkrankt ein Mann an einer Blasenentzündung, liegt es meistens an einer vergrößerten Prostata, was dazu führt, dass der Urin nicht mehr vollständig abgegeben werden kann. Der verbleibende Urin in der Blase reichert sich mit der Zeit mit Bakterien an und verursacht den Infekt. Deswegen sollten Männer bei jedem noch so kleinen Verdacht auf eine Blasenentzündung sofort die Urologin ihres Vertrauens aufsuchen. Und noch ein Grund zur Sorge, Jungs: Statt einer Blasen- bekommt ihr eher eine Prostataentzündung. Die Bakterien, die durch die Harnröhre einwandern, biegen vor der Blase in eure Prostata ab und entzünden dieses Organ, was häufig mit Fieber, deutlichen Schmerzen und allgemeinem Krankheitsgefühl mit Gliederschmerzen und Schüttelfrost einhergeht. Das liegt daran, dass die Prostata kein Hohlorgan wie die Blase ist, sondern ein Gewebeorgan und damit mehr Anschluss an den Blutkreislauf hat.

++ *Harnröhre Frau*

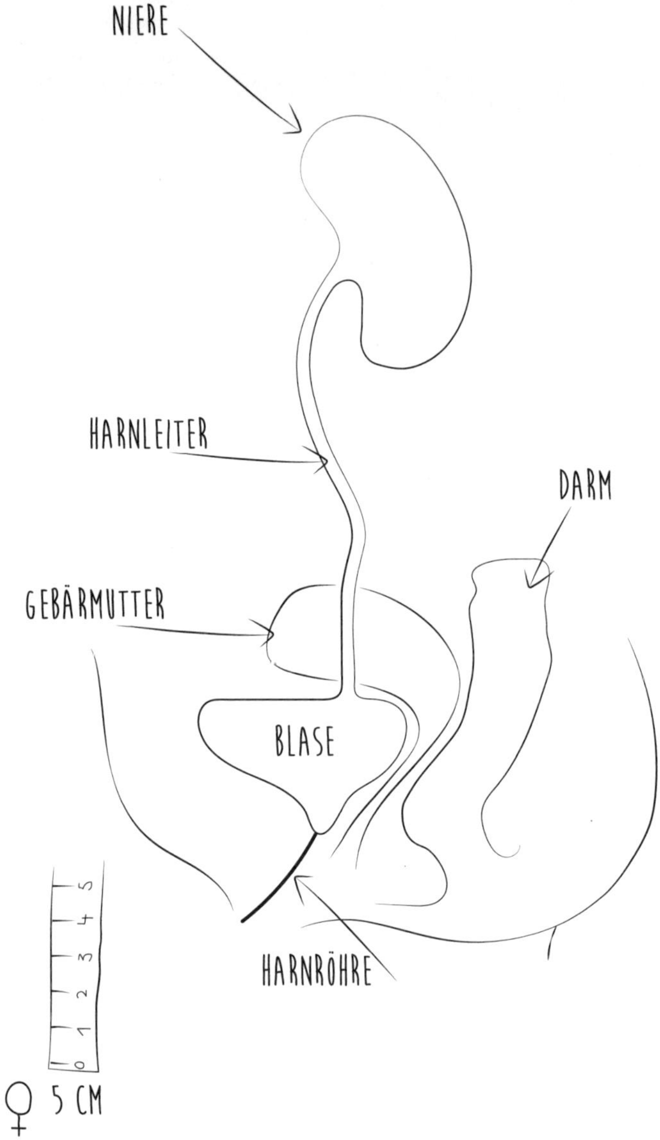

++ *Zum Vergleich: Harnröhre Mann*

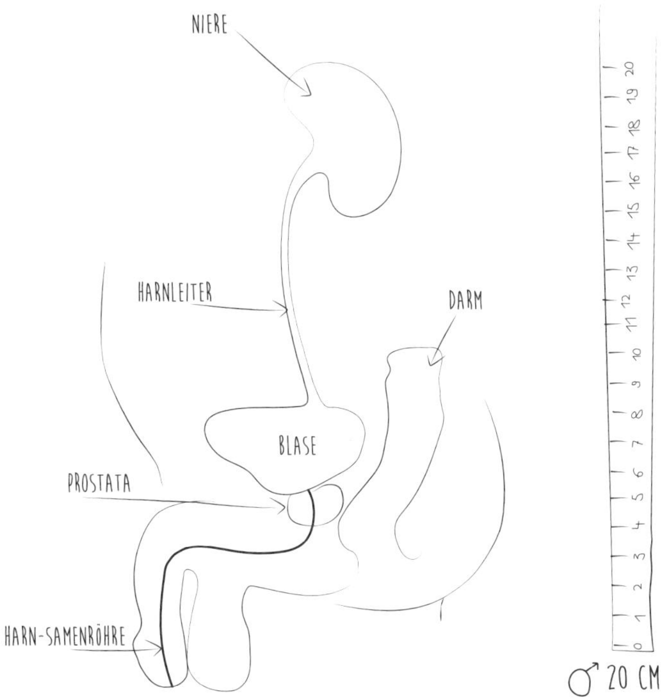

++ *10 Dinge, die alle Frauen kennen (und machen), die öfter eine Blasenentzündung bekommen*

- Bauchfreie Oberteile kommen euch nicht an den Body. Ihr sorgt penibel dafür, dass die Nieren- und Bauchregion immer gut verpackt ist. High-Waist-Jeans? Super.
- Liegenbleiben und Kuscheln nach dem Sex? Nicht mit euch. Wie von der Tarantel gestochen flitzt ihr auf die Toilette. Vor dem Sex ext ihr erstmal ein großes Glas Wasser.
- Bevor es zur Sache geht, bittet ihr euren Partner inständig, sich die Hände und auch den Penis gründlich zu waschen. Seife und Handtücher habt ihr dafür schon bereitgelegt …

- … oder ihr macht es am besten gleich in der Badewanne oder unter der Dusche.
- Picknick im Freien oder ein Open-Air-Event? Ihr seid die Spießerinnen, die immer eine warme Unterlage zum Draufsetzen dabeihaben. »Better safe than sorry.«
- Im Office fragen euch Kolleginnen immer nach Ibuprofen oder anderen Schmerztabletten. Ihr seid als wandelnde Apotheke bekannt.
- Wärmflasche im Hochsommer? Klar, eine Blasenentzündung macht keine Sommerferien und irgendwie müsst ihr euren ziehenden Unterleib ja beruhigen.
- In der Urologie-Praxis eures Vertrauens ruft ihr schon lange nicht mehr an, um einen Termin zu vereinbaren. Stattdessen schneit ihr einfach regelmäßig rein, dauert eh nicht lange.
- Das Gesundheitsregal im Drogeriemarkt eures Vertrauens kennt ihr in- und auswendig. Klar, ihr seid schließlich ständig auf der Suche nach neuen Tabletten und Pülverchen für die Blasen- und Harnwegspflege.
- Orangen-, Kirsch- oder vielleicht Bananensaft? Nee, euch kommt eigentlich nur Cranberrysaft ins Glas. Deswegen kennt ihr auch alle Marken, wisst, wie viel Zucker welcher Saft enhält und wo das Preis-Leistungs-Verhältnis stimmt.

++ *So verhaltet ihr euch richtig, wenn sich eine Blasenentzündung ankündigt*

- Viel trinken, um die Erreger aus der Blase zu spülen (stilles Wasser oder Tee)
- Mit Wärme und Schmerzmitteln (Ibu) gegen die Schmerzen
- Ausruhen und sich um das eigene Wohlbefinden kümmern
- Bei Fieber oder Schmerzen in den Flanken sofort zur Ärztin
- Antibiotika so lange einnehmen, wie die Ärztin es verschrieben hat

4.

Blasenfunktionsstörungen: Wenn die Blase spinnt und das Pinkeln nicht mehr richtig funktioniert

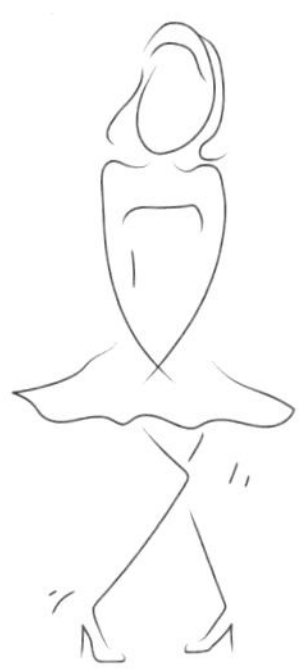

Läuft es auf der Toilette, machen wir uns über das Pinkeln keine großen Gedanken. Was aber, wenn wir unseren Pipi-Ballast nicht einfach so entladen können, wann, wo und wie wir wollen? Oder das genaue Gegenteil passiert: Unsere Blase vermeldet schon bei geringer Füllmenge einen riesigen Pinkeldrang, den wir fast nicht mehr kontrollieren können – und das etwa alle zwanzig Minuten. Ganz klar, dann ist das System gestört.

Die Reizblase: Wenn Pinkeln zur Vollzeitbeschäftigung wird

Normalerweise speichert unsere Blase zwischen 350 und 550 Milliliter Urin (Männer haben mehr Platz, nämlich etwa 550 bis 750 Milliliter). Sie fasst also ungefähr einen halben Liter Cranberrysaftschorle, Orangensaft, Hafermilch – oder was auch immer ihr den lieben langen Tag so trinkt. Dann fordert die Blase uns höflich durch ein Druckgefühl auf, sie baldigst zu leeren, damit es nicht unangenehm wird für sie und uns.

Haben wir das brav erledigt, geht das gleiche Spielchen wieder von vorne los. Dieser Vorgang dauert in der Regel etwa zwei Stunden.

Falls jedoch die Blase bereits alle halbe Stunde oder noch öfter einen Entleerungsauftrag gibt, läuft etwas gehörig schief. Dann tragt ihr wohl eine überaktive oder gar Reizblase spazieren. Davon ist schon die Rede, wenn ihr mehr als fünfmal pro Tag aufs Klo müsst. Eigentlich gar nicht so viel, oder?

Wenn ihr nun im Geiste eure heutigen Toilettengänge durchgeht und voller Schrecken mehr als fünf zählt – erstmal keine Panik, bitte. Habt ihr vielleicht heute einfach nur mehr getrunken als sonst? Und zusätzlich harntreibende Lebensmittel wie Gurken oder Spargel verdrückt? Ist eure Blase gerade einfach etwas zickig und überempfindlich, weil ihr sie in letzter Zeit nicht ganz so gut behandelt habt (auf kaltem Boden gesessen, zu wenig getrunken, es mit einem neuen Partner ziemlich wild getrieben)? Na, erwischt? Beobachtet eure Blase einfach mal genauer für ein paar Tage, haltet euch und sie schön warm und – ganz wichtig – trinkt ausreichend. Schickt die Gute euch trotz fürsorglicher Pflege mehr als fünfmal auf die Toilette, ist der Gang zur Ärztin eures Vertrauens Pflicht.

Als ob es nicht schon unverschämt genug wäre von der Reizblase, uns mehr als nötig aufs Klo zu schicken, kündigt sie den nächsten Toilettengang nicht wie normalerweise nett und höflich an. Nein, bei der Reizblase geht es sofort von null auf hundert.

Stellt euch das in etwa so vor: Ihr sitzt im Café, trinkt ganz gemütlich einen Soja Chai Latte mit Zimt-Topping, lauscht gespannt der neuesten Tinder-Geschichte eurer Freundin, da überrollt euch plötzlich ein übermenschlicher Harndrang. So kraftvoll schlägt er zu, dass ihr es fast nicht mehr aushaltet. Bis zum Ende der Tinder-Story warten?

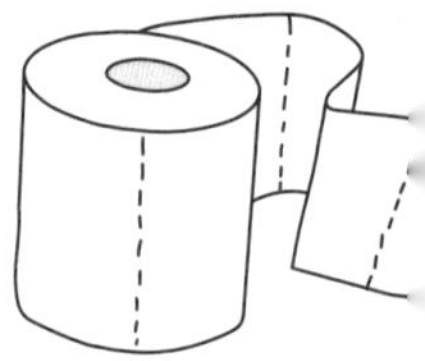

Unmöglich. Ihr habt das Gefühl, gleich zu explodieren, wie eine Wasserbombe, so schlimm ist der Pinkeldrang. Gebt ihr dem nach, sprintet auf die Toilette, reißt die Hose herunter und schafft es gerade noch, euch über der Toilettenschüssel zu entleeren, merkt ihr, die Blase war nicht mal ganz voll. Es kommt viel weniger Urin, als ihr dachtet. Ja, ihr Lieben, hier haben wir es wohl mit der Reizblase zu tun.Schaffen wir es nicht mehr rechtzeitig zur Toilette und nässen uns auf dem Weg dorthin ein, sprechen Experten und Expertinnen von einer Dranginkontinenz (mehr dazu auf Seite 158). Diese Dranginkontinenz kann eine Begleiterscheinung der Reizblase sein, muss es aber nicht.

++ *Es ist die Rede von einer Reizblase, wenn:*

- wir trotz normaler Flüssigkeitszufuhr so oft zur Toilette müssen, dass es den Tagesablauf oder die Nachtruhe stört
- der Harndrang plötzlich kommt und superdringend ist
- eventuell auch etwas Urin in die Hose geht, weil wir es nicht rechtzeitig aufs Klo schaffen

Sixpack-Blasenmuskel und andere Ursachen für die Reizblase

Wenn die Blase plötzlich herumzickt und uns alle zwanzig Minuten auf die Toilette schickt, liegt es meistens am Detrusor. Der Blasenmuskel ist dann einfach zu stark und zieht sich deswegen schon bei kleineren Füllmengen mit Vollgas zusammen. Warum er Hulk spielt und sein Workout im Zwanzig-Minuten-Takt durchzieht? Nun, momentan weiß niemand das so wirklich.

Experten und Expertinnen auf dem Gebiet gehen aber davon aus, dass die Blasenwand verändert ist und ihre Sensoren, die den Druck der Blase messen, einfach zu sensibel sind. Dementsprechend geben sie den Impuls zur sofortigen Blasenentleerung viel zu früh. Warum? Das ist unklar.

Außerdem können auch die Nervenbahnen geschädigt sein, die die Drucksignale von der Blase über das Rückenmark ins Gehirn weiterleiten. Durch Verletzungen in der Wirbelsäule, wie bei einem Bandscheibenvorfall oder durch neurologische Erkrankungen wie Parkinson oder Multiple Sklerose, kann es zu einer veränderten Nervenreizleistung kommen, so dass sich der Blasenmuskel früher zusammenzieht, als er eigentlich sollte. Ist das der Fall, sprechen Urologinnen von einer neurogenen Blase (mehr dazu auf Seite 131).

Laboriert ihr häufiger an einer Blasenentzündung, kann es sein, dass eure Blasenwand einfach schon zu oft von Bakterien angegriffen wurde und deswegen sehr sensibel ist, so dass die Drucksensoren nicht mehr einwandfrei funktionieren.

Leider ist es aber gar nicht so selten, dass die Detrusorüberaktivität idiopathisch ist. Was für ein medizinischer Satz, oder? Ich übersetze mal. Für die Überaktivität eures Blasenmuskels werden einfach keine Ursachen gefunden. Tja! In diesem Fall können Ärztinnen nur die Symptome lindern, nicht aber die Ursache beheben. Neben dem überaktiven Detrusor gibt es aber noch viele weitere Gründe für die Reizblase. Zum Beispiel können sich in eurem Organ Fremdkörper befinden wie Harnsteine oder auch ein Tumor. Oder aber ihr habt eine Entzündung. Deswegen ist es so wichtig, mittels Ultraschall oder sogar einer Blasenspiegelung genau zu untersuchen, ob sich Übeltäter in eurer Blase tummeln – und wenn ja, welche.

Was eure Ärztin unbedingt abchecken sollte: ob es bei euch eventuell zu einer Blasen- oder Gebärmuttersenkung gekommen ist. Das kann passieren, wenn die Bänder und der Beckenboden ausgeleiert oder zu schwach sind, um Blase und Gebärmutter sicher an ihren vorgesehenen Plätzen zu halten. Dadurch kann es passieren, dass die Organe absacken, was neben anderen Beschwerden auch eine überaktive Blase und ziemlich starken Harndrang mit sich bringen kann (mehr dazu lest ihr auf Seite 152).

Auch ein veränderter Hormonhaushalt kann eine Reizblase begünstigen. Sinkt unser Östrogenspiegel, schlägt unsere Blase möglicherweise stärker auf bestimmte Stoffe im Urin an und schickt uns so öfter auf die Toilette. Daneben werden die Schleimhäute schlechter durchblutet, was uns wiederum anfälliger für Entzündungen macht.

Ein Östrogenmangel kann ebenfalls Beckenboden und Bindegewebe schwächen und so zu Blasen- oder Gebärmuttersenkungen führen. Ist das bei euch der Fall, können die Hormone durch bestimmte Präparate, die ihr euch als Zäpfchen in die Scheide einführt, wieder aufgebaut werden.

Haben die Ärztinnen euren Blasenapparat einmal komplett umgekrempelt, durchleuchtet, wieder zurückgekrempelt und dabei alle organischen Ursachen geprüft und ausgeschlossen, bleibt nur eine Schuldige übrig: unsere Psyche. Denn leider wahr: Die Reizblase ist die häufigste Frauenkrankheit, die sich nicht oder nur unzureichend auf medizinische Ursachen zurückführen lässt.

Etwa 80 Prozent aller Blasenentleerungsstörungen haben eine seelische Ursache. Sprüche wie »Die Blase weint«, »Die Blase ist der Spiegel der Seele« oder »Die Tränen haben den falschen Weg genommen« haben also einen wahren Kern.

Heilpraktikerinnen sehen die Blase als Durchgang der Gefühle durch uns selbst. Lassen wir unseren Emotionen keinen freien Lauf, spiegelt sich das körperlich in Blasenproblemen wider. Gerade die Reizblase, die Druck auf den Körper ausübt, kann ein Anzeichen dafür sein, dass wir uns selber zu viel Druck machen und uns Ziele setzen, die wir nicht oder nur sehr schwer erreichen können. Werden bei euch keine körperlichen Ursachen für die Reizblase gefunden, wäre es also durchaus sinnvoll, wenn ihr euch auch mal näher mit eurer seelischen Lage befasst.

++ *Das könnten die Gründe für den ständigen Pinkeldrang sein:*

- Der Blasenmuskel zieht sich zu früh zusammen.
- Ihr habt eine Blasenentzündung oder Harnsteine.
- Ihr leidet an einer Blasen- oder Gebärmuttersenkung.
- Der Hormonhaushalt spielt verrückt.
- Die Psyche ist schuld an den Blasenproblemen.

10 Dinge, die jede Person kennt, die häufig aufs Klo muss

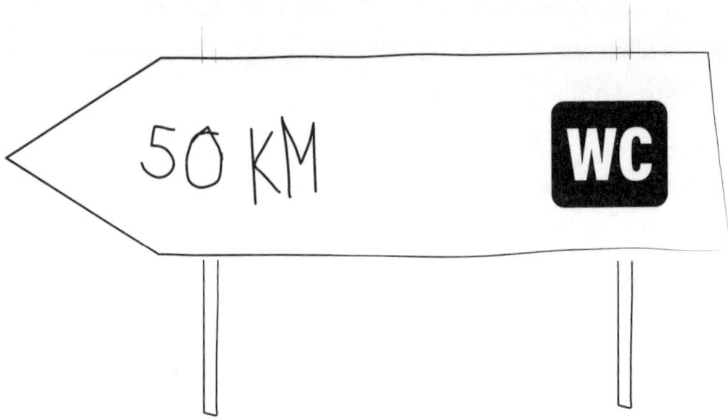

Das geht raus an alle Vielpinkler*innen, Eichhörnchenblasen, Pissnelken – kurz, an alle, die ständig und überall auf die Toilette müssen.

Für den eigenen Körper schämen ist sowas von 2019! Deswegen kommen hier zehn Fakten, extra für euch: tolle Menschen mit tollen Blasen, die eben immer im Mittelpunkt stehen wollen.

- Better safe than sorry: Letzte Amtshandlung, bevor du das Haus verlässt? Na klar, auf Toilette gehen … auch wenn du eigentlich gar nicht musst.
- Drückt dann unterwegs doch die Blase, weißt du immer ganz genau, wo du am besten gehen kannst.
- Die Klofrauen kennen dich mit Namen und sind immer nett zu dir.
- Du hast immer genügend Kleingeld dabei …
- Kaffee vor langen Autofahrten oder auf Städtetrips? No way! Du weißt ganz genau, welche Koffein- oder Matcha-Kaugummis dich wachmachen.
- Im Freundeskreis bist du der Running Gag und es fragt

schon lange keiner mehr, wie es sein kann, dass du jetzt schon wieder musst.

- Trotzdem sind alle immer wieder erstaunt, wie schnell du deinen Klotrip erledigst. Übung macht eben die Meisterin.
- Dein favorite Platz im Kino oder Flugzeug? Direkt am Gang natürlich.
- Im Office wundert sich keiner, wenn du gerade nicht an deinem Schreibtisch sitzt: *»Die ist mal wieder zur Toilette, kommt aber in 10 Sekunden wieder …«* True story.
- Deine Freund*innen beschweren sich über unangenehme Untersuchungen bei der Frauenärztin? Da kannst du nur müde lächeln … Die sollten mal wissen, wie's bei der Urologin abgeht.

So wird eine Reizblase behandelt

Es ist also gar nicht so leicht, herauszufinden, warum sich bestimmte Blasen auf einmal aufführen wie ein Gremlin, den man nach zwölf Uhr gefüttert hat. Genauso schwierig ist es auch, sie richtig zu behandeln. Nicht selten sogar lässt sich die Reizblase gar nicht heilen, dann können nur die Symptome gelindert werden. Damit ihr direkt wisst, wie das in etwa funktioniert, was es so alles an Behandlungsmöglichkeiten gibt, hier eine Zusammenfassung.

++ *Medikamente gegen die Reizblase*

In der Regel wird euch die Urologin gegen die Reizblase Tabletten verschreiben, sogenannte Anticholinergika. Diese können immerhin die Symptome mildern. Und hier steht euch eine ganze Armada an Pillen zur Verfügung, die alle mehr oder we-

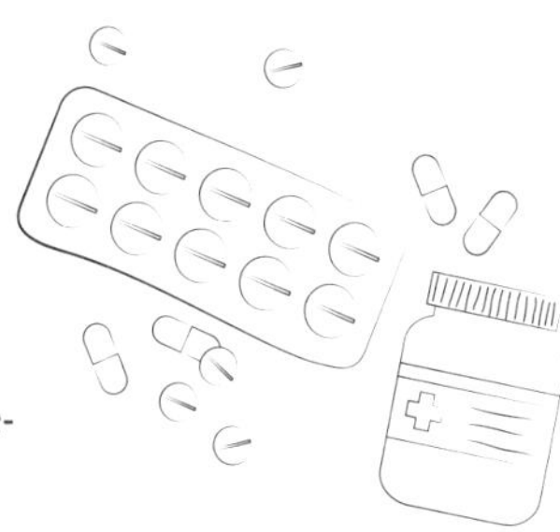

niger denselben Mechanismus aufweisen: Der Wirkstoff setzt sich auf die sogenannten Muskarin-Rezeptoren, die unter anderem in der Blasenwand sitzen. So verhindert er, dass der Botenstoff Acetylcholin von den Nervenzellen auf den Blasenmuskel übertragen wird. Die Folge: Der Blasenmuskel zieht sich nicht so früh zusammen, wir müssen nicht mehr so häufig auf die Toilette.

Hört sich toll an, birgt aber leider lauter unschöne Nebenwirkungen. Die Muskarin-Rezeptoren sitzen nämlich nicht nur in der Blase, sondern auch an anderen Arealen des Körpers. In den Augen zum Beispiel, den Speicheldrüsen im Mund oder im Magen-Darm-Trakt. Und was passiert nun, wenn diese Rezeptoren besetzt, also geblockt werden? Richtig, neben einer nicht mehr ganz so überaktiven Blase können auch Verdauungsbeschwerden, Mund-, und Hauttrockenheit sowie Sehstörungen auftreten.

Da es aber viele verschiedene Präparate auf dem Markt gibt, könnt ihr unter ärztlicher Betreuung testen, welches Medikament euch und eurem Körper am besten tut. Und keine Panik, wenn es etwas länger dauert, bis ihr das passende Medikament für eure Blase gefunden habt, das ist ganz normal.

++ *Blasentraining: Wie wir unsere Blase erziehen können*

Neben Tablettenschlucken und Abwarten könnt ihr auch selber aktiv etwas gegen die Reizblase tun. Mit Blasentraining nämlich. Keine Angst, eure Blase soll jetzt keine Crunches oder Sit-ups machen (obwohl das schon lustig und irgendwie niedlich wäre). Ihr sollt eurer Blase beibringen, nicht mehr so oft und so früh Alarm zu schlagen.

Und wie übt man sowas? Ganz einfach: Man geht nicht direkt auf die Toilette, sobald es die Blase von einem verlangt, sondern hält dem Druck noch etwas länger stand. Ganz nach dem Motto: »Sorry Blase, du bist gerade nicht dran, gedulde dich noch ein paar Minütchen.«

Ja, ich weiß, das ist leichter geschrieben als getan. Es gibt aber ein paar Tipps und Tricks, um die Blase ruhigzustellen. Sitzen zum Beispiel. Sitzt ihr auf einem bequemen Stuhl, könnt ihr euren Beckenboden etwas nach unten drücken. Das geht sehr gut, wenn ihr ein leichtes Hohlkreuz macht. So verlagert ihr den Druck und habt das Gefühl, untenrum »dicht« zu sein.

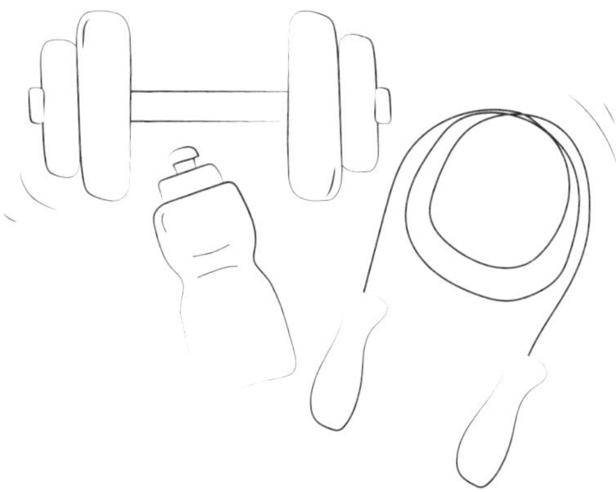

Daneben hilft es auch, die Beine übereinanderzuschlagen und so den Schoß mitsamt des Schließmuskels zusammenzudrücken. So kann man den Pinkeldrang abschwächen und den Toilettengang gut und gerne zwanzig Minuten hinauszögern. Atmet konzentriert tiefe Züge direkt in den Bauchraum. Das entspannt euch und eure Blase. Je länger ihr den Drang-Attacken nicht nachgebt und schön brav sitzen bleibt, statt auf die Toilette zu rennen, desto schneller gewinnt ihr die Kontrolle über eure Blase zurück, anstatt euch von ihrem Rhythmus beherrschen zu lassen. Ich fordere: Nieder mit dem Blasen-Diktat!

Am einfachsten zögert ihr die nächsten Klogänge schrittweise hinaus. Ihr müsst also nicht gleich zwei Stunden durchhalten. Das wäre für den Anfang zu viel für euch und eure Blase. Startet damit, jeden Toilettengang fünf Minuten hinauszuzögern. Habt ihr euch daran gewöhnt, erhöht ihr die Zögerzeit auf zehn Minuten und so weiter.

Die Kontrollfreaks unter euch können ihre neuen Klozeiten auch in einem Journal festhalten. Dann seht ihr direkt schwarz auf weiß eure tollen Fortschritte. Ihr werdet sehen, zieht ihr das Training eisern durch, gewinnt ihr die Kontrolle über eure Blase zurück und entscheidet wieder selber, wann es Zeit ist, auf die Toilette zu gehen.

Aber: Gerade weil die Blase ein aufwendiges Nervenkostüm hat, das wir nicht kontrollieren können, ist das Blasentraining bei der überaktiven Blase umstritten. Unter Umständen kann es daher sein, dass sich die Probleme durch das längere Urin-Einhalten sogar verschlimmern. Beobachtet also genau eure Symptome während des Trainings.

Botox, Muskelentspannung, Wechselstrom – Alternative Behandlungsmethoden

Ihr habt so ziemlich jedes Medikament durch, eure Blase zickt aber immer noch rum oder die Nebenwirkungen machen euch zu sehr zu schaffen? Dann ist es an der Zeit, härtere Geschütze aufzufahren. Und sich nach alternativen Methoden umzusehen.

++ *Calm down: Botox in die Blase*

Wie jetzt, das Nervengift, das sich Menschen ins Gesicht spritzen lassen, um glatter und jünger zu wirken? Und wenn sie es übertreiben, dann eher wie eine (geschmolzene) Wachsfigur aus Madame Tussauds aussehen? Ja, Botox kann nämlich mehr, als Menschen zu verschandeln – äh, zu verschönern. Es wird bei Migräne eingesetzt, oder bei Hyperhidrose, also übermäßigem Schwitzen. Und eben auch, um die überaktive Blase lahmzulegen. Botox blockiert

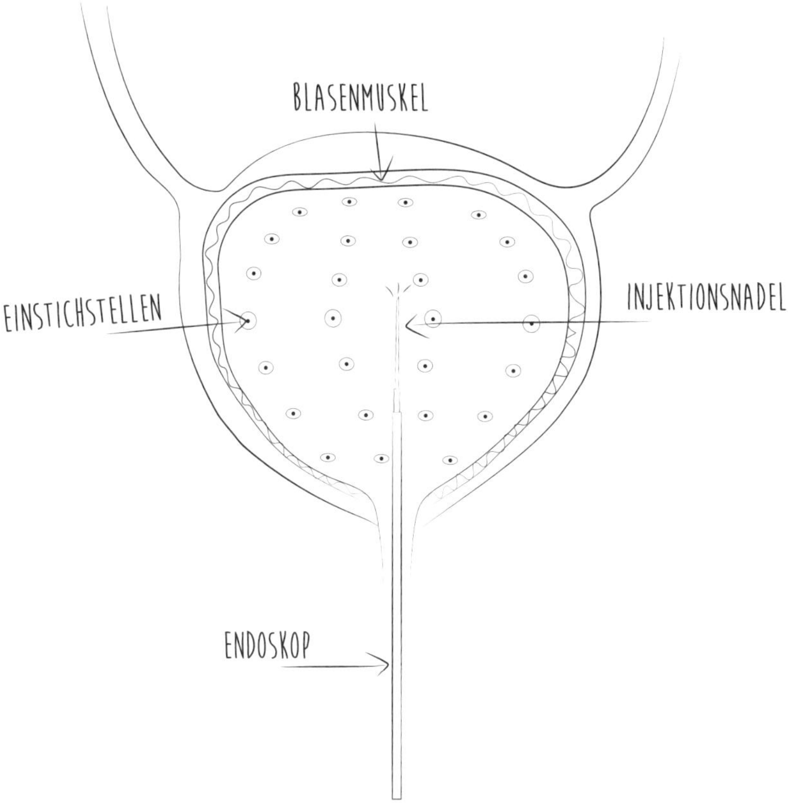

die Schnittstelle zwischen Nerven und Muskeln, so dass sich die Muskeln nicht mehr anspannen oder verkrampfen können. Die zwei Lieblingshobbys unserer netten Reizblase.

In der Regel erfolgt der Eingriff unter Narkose, ihr bemerkt also nichts von den Nadelstichen. Im Detail sieht der Eingriff wie folgt aus: Um genau zu checken, wie es um eure Blase so bestellt ist und wo die Nadelstiche angesetzt werden sollen, führt eure Ärztin erstmal eine Blasenspiegelung durch. Praktisch, dann ist die schon mal abgehakt. Eingespritzt wird das Botox mit einer speziellen Nadel in mehrere Stellen der Blasenwand. Wie viel Botox-Einheiten gespritzt werden, entscheidet ihr zusammen mit eurer Ärztin vor dem Eingriff. In der Regel bewegt sich die Menge aber zwischen 100 I. E.

(bedeutet Internationale Einheit) und 200 I. E. Spritzt man gleich zu viel, besteht die Gefahr, dass der Blasenmuskel zu stark geschwächt wird, so dass er es gar nicht mehr schafft, sich zusammenzuziehen.

Und was bedeutet das? Richtig, statt ständig und superdringend auf die Toilette zu rennen, könnt ihr den Urin gar nicht oder nur noch schwer hinauspressen (mehr dazu auf Seite 116). Damit kein Restharn zurückbleibt, müsst ihr euch dann eine Zeit lang selber katheterisieren, also euren Urin von einem Katheter absaugen lassen. Das soll natürlich nicht passieren, deswegen spritzen Ärzte lieber erstmal weniger Botox und schauen, wie ihr und eure Blase darauf reagieren.

Der Eingriff dauert, wenn alles nach Plan läuft, etwa zehn Minuten. Danach wacht ihr aus der Narkose auf und an euch baumelt – nicht erschrecken – ein Katheter. Und der bleibt da auch erstmal bis zum nächsten Morgen. Eure Blase ist schließlich tierisch gereizt, sie hat sich eine Pause vom Urinsammeln und Lagern verdient. Die Gefahr, dass es jetzt zu Irritationen oder Entzündungen kommt, ist ziemlich hoch. Nachdem der Katheter gezogen wurde, müsst ihr erstmal beweisen, ob ihr noch normal pinkeln könnt. Wie ist die Drucksituation? Tröpfelt alles fröhlich nach draußen oder bleibt Restharn zurück? Erst wenn die Blase nach der Leerung via Ultraschall gecheckt wurde, dürft ihr nach Hause gehen.

Wundert euch aber nicht, wenn die Wirkung des Botox nicht gleich einsetzt und ihr noch immer alle zwanzig Minuten auf die Toilette müsst oder sogar in die Hose macht. Botox entfaltet seine komplette Wirkung in der Regel erst nach etwa zwei Wochen. Und hält leider auch nicht ewig, sondern zwischen drei und sechs Monate, je nachdem, wie schnell euer Stoffwechsel arbeitet. Wart ihr mit dem Ergebnis zufrieden, könnt ihr das ganze Prozedere aber jederzeit wiederholen.

++ Progressive Muskelentspannung

Wie soll man bitte schön ordentlich entspannen und zur Ruhe kommen, wenn einem die Blase alle zwanzig Minuten dazwischenfunkt? Doch genau in diesen zwanzig Minuten zwischen zwei Klogängen könnte es klappen. Legt euch auf eine bequeme Unterlage, platziert die Arme locker seitlich und atmet ruhig ein und aus. Die Muskeln aktiv zu relaxen funktioniert am besten mit progressiver Muskelentspannung. Hierfür spannt ihr bestimmte Muskelgruppen erst aktiv an, um sie dann bewusst zu entspannen. Welche Muskelgruppen das genau sind und wie lange ihr die Spannung haltet, könnt ihr euch aussuchen, es kommt auch darauf an, wie viel Zeit und Muße ihr für das Entspannungstraining habt.

Ihr liegt also gechillt auf einer bequemen Unterlage, die Blase ist entleert, ihr werdet in den nächsten Minuten nicht gestört werden. Los geht's:

- Wir starten mit der rechten Hand, wir ballen sie zur Faust, warten kurz, atmen bewusst ein und aus, dann locker lassen, wir spüren es, atmen ein und aus. Das Gleiche machen wir jetzt mit der linken Hand, dann mit beiden Händen gleichzeitig.
- Jetzt folgen die Oberarme. Wir beginnen wieder mit dem rechten Arm, den wir bewusst in den Boden drücken und dann wieder entspannen. Ganz genau: Das Gleiche machen wir jetzt mit dem linken Arm, bevor wir beide Arme gleichzeitig erst an- und dann entspannen.
- Nun der Bauchbereich: Um den bewusst anzuspannen, ziehen wir ihn einfach ganz fest ein und strecken gleichzeitig die Brust raus. Die Spannung halten, in die Brust atmen und entspannen.
- Auch die Beine drücken wir, so fest es geht, auf die Unterlage. Wir starten mit den Oberschenkeln, spannen und entspannen

sie und arbeiten uns so nach unten über die Waden zu den Fersen vor.

Ihr könnt natürlich noch weitere Muskelgruppen in eure Übungen einbauen. Falsch machen könnt ihr dabei eigentlich nichts. Natürlich dürft ihr von der progressiven Muskelentspannung keine Wunder erwarten. Allgemein aber verbessert sich das Körpergefühl, ihr könnt besser in die verschiedenen Muskelgruppen hineinhören. Ihr fühlt euch allgemein ruhiger, was sich auch auf eure Blase und deren Aktivität übertragen kann.

++ *Einmal Wechselstrom zum Einführen, bitte!*

Strom? Zum Einführen? Was sich anhört wie eine fiese Foltermethode, kann ein echter Segen für alle Reizblasen- und Inkontinenz-Geplagten sein – und tut auch gar nicht weh. Bei der Reizstromtherapie, kurz EMS (Elektro-Muskel-Stimulation), führt ihr euch eine Sonde in die Vagina, die in kurzen Abständen niederfrequente Stromimpulse abgibt. Damit sollen Nervenfasern gereizt werden, womit sich wieder ein Gleichgewicht zwischen hemmenden und aktivierenden Einflüssen einstellen soll. Hält die Urologin diese Elektrotherapie für euer Krankheitsbild für angebracht, bekommt ihr in der Regel eines dieser Geräte von einer Expertin nach Hause geliefert. Hier werdet ihr genau aufgeklärt, welche Stromeinstellung am besten zu eurem »Problem« passt, wie ihr das Gerät genau einstellt und auf was ihr sonst noch achten solltet.

Und keine Angst: Tastet euch einfach langsam ran, startet mit der niedrigsten Stromeinheit und erhöht stetig. Es tut nicht weh, sondern kribbelt nur leicht. Versprochen! Mittlere Frequenzen scheinen zudem als angenehmer empfunden zu werden als ganz niedrige.

++ Blasenschrittmacher aka Neuromodulation

Euer Blasenmuskel ist wie aus Stahl, selbst eine höhere Dosis Botox kann nichts ausrichten? Dann könnte ein Blasenschrittmacher zum Einsatz kommen. Ja, so etwas gibt es tatsächlich. Dieser Schrittmacher wird auf dem Kreuzbein (also kurz über unserem Po) unter die Haut implantiert und ist mittels einer Elektrode mit dem Kreuzbandnerv verbunden. Diese Nerven leiten den Pinkeldrang über die Wirbelsäule hoch an unser Gehirn. Der Schrittmacher stimuliert diese Nerven nun durch elektrische Impulse, so dass sie quasi wieder »normal« funktionieren und unserem Gehirn die richtige Meldung machen.

Diese Art von Therapie kommt natürlich nur in Frage, wenn euer Pinkelproblem wirklich an defekten Nerven liegt. Zum Test wird mit einer feinen Hohlnadel ein dünner Draht mit Elektroden durch die Haut über dem Kreuzbein gelegt, der mittels eines Impulsgebers aktiviert werden kann. Jetzt wird mehrere Tage stimuliert, um zu sehen, ob die Behandlung Erfolg bringt und für euch in Frage kommt.

Nykturie: der Alptraum, nachts ständig aufs Klo zu müssen

Gerade seid ihr noch zusammen mit Leonardo DiCaprio auf eurem weißen Einhorn über die Stadt geflogen und habt »Jack, ich fliege« gehaucht, da reißt sie euch unverhofft aus dem wunderbaren Traum: eine volle Blase. Na, vielen Dank auch! Genervt schält ihr euch aus eurer mummeligen Bettdecke und tippelt mit verquollenen und halb geschlossenen Au-

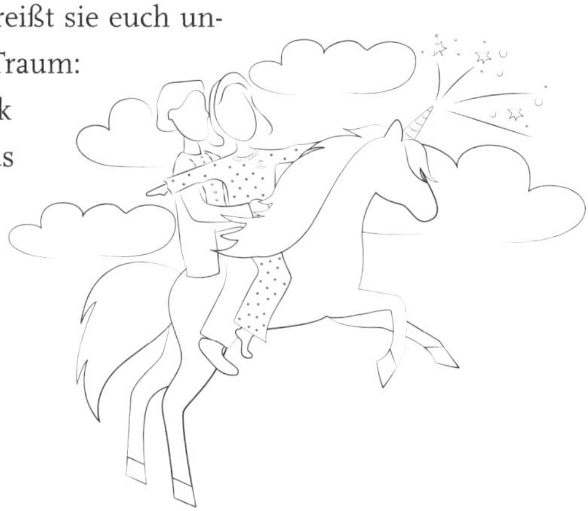

gen auf die Toilette. Zurück im Bett dauert es keine zwei Stunden und die Blase schlägt wieder Alarm. (Dieses Mal wurdet ihr gerade von einem wildgewordenen Roboterhuhn gejagt …) Und auch morgens müsst ihr euch eigentlich nie den Wecker stellen, eure Blase zwingt euch sowieso eine halbe Stunde früher aus den Federn.

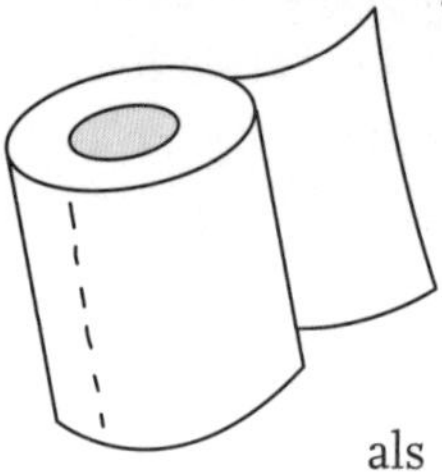

Alle, die sich jetzt angesprochen fühlen, leiden unter einer sogenannten Nykturie. Das bedeutet, dass die Blase nachts keine Ruhe gibt und öfter als zweimal geleert werden möchte. Von Feierabend oder Nachtruhe keine Spur.

Das ist nicht nur nachts nervig und anstrengend, es belastet uns auch tagsüber. Wer mehrfach aus der Tiefschlafphase gerissen wird, hat es schwer, wieder einzuschlafen, und ist morgens natürlich dementsprechend gerädert. Die nachtaktive Blase verursacht also Tagesmüdigkeit, Konzentrationsschwäche und Verminderung der geistigen Leistung. Forscher fanden sogar heraus, dass Nykturie zu Wirtschaftsschäden in Milliardenhöhe führt. Bitte was? Laut einer Studie der RAND Cooperation könnte das deutsche Bruttoinlandsprodukt etwa 7,5 Milliarden Euro höher liegen, gäbe es keine Nykturie und die Bürger*innen könnten friedlich durchschlafen. Laut dänischen Forschern kann die nächtliche Blasenschwäche unsere Arbeitsproduktivität um ganze 24 Prozent senken. Neben der schwächeren Arbeitsperformance kann Nykturie auf Dauer aber auch zu Depressionen führen. Klar, dass Schlafentzug irgendwann unglücklich macht, wissen wir spätestens seit Filmen wie *Fight Club* oder *Insomnia*. Was aber kann man gegen Nykturie tun? Zuerst muss herausgefunden werden, warum die Blase nachts Terror macht. Es kann sein, dass die Urinproduktion schuld ist. Vielleicht sind eure Nieren fleißige Bienchen, die keinen Feierabend kennen und auch nachts weiter Urin produzieren. Oder aber das Problem liegt in der Blase selbst. Normalerweise scheiden wir etwa 80 Prozent unseres Urins tagsüber aus. Bei einigen Menschen sind es aber nur 50 oder 60 Prozent, so dass der Rest, der übrig geblieben ist, nachts entleert werden muss. Und nehmt ihr abends viel Flüssigkeit zu euch, ist es klar, dass ihr nachts öfter rausmüsst. Im Prinzip könnt ihr das ganz einfach vorausplanen: Trinken wir vor dem Schlafengehen einen Liter und gehen davon aus, dass unsere Blase Platz für etwa 500 Milliliter hat, müssen wir zweimal raus. Bei 1,5 Litern rennen wir dreimal und so weiter und so weiter.

Damit ihr in Zukunft wieder ruhig schlafen könnt, solltet ihr vorm Schlafengehen nicht mehr allzu viel trinken und bei dem Verdacht auf Nykturie unbedingt eine Urologin zu Rate ziehen.

Unterwegs und die Blase quält: So können wir den Pinkeldrang unterdrücken

Die Horrorvorstellung einer jeden Pissnelke, Besitzer oder Besitzerin einer Eichhörnchen- oder Konfirmandenblase: Man ist gerade unterwegs, weit und breit nirgends eine Toilette auszumachen und die Blase meldet sich. War ja klar. Und nun? In die Hose machen? Heulen? Oder beides zusammen? Zum Glück gibt es ein paar Tricks, um die drückende Blase on the Go etwas runterzuregeln.

++ *Hinsetzen*

Wenn ihr euch bei starkem Pinkeldrang hinsetzt, könnt ihr euren Beckenboden unauffällig in den Sitz drücken, in dem ihr zum Beispiel ein Hohlkreuz macht oder eure Beine übereinanderschlagt und die Schenkel gegeneinanderdrückt. Daneben wirkt das Ganze auch psychologisch. Ihr habt so das Gefühl, untenrum dicht zu sein, weil der Stuhl euch sichert. So könnt ihr den Toilettengang gut und gerne um eine Viertelstunde hinauszögern. Seid ihr unterwegs und die Blase drückt, sucht euch also schnell die nächste Parkbank oder eine andere öffentliche Sitzgelegenheit. Kurz setzen, strecken, Hohlkreuz machen, schon kann es weitergehen.

++ *Druck auf die Klitoris alias »Schuhe binden«*

Meldet sich die Blase unterwegs, hilft es, kurz auf die Klitoris oder deren Umgebung zu drücken (Männer üben Druck auf die Eichel aus). Und warum bitte schön? Kurz gesagt führt es dazu, dass die Blasenwandspannung abnimmt und die Spannung des Schließmuskels zunimmt. Daraufhin wird der Harndrang schwächer. Natürlich könnt ihr euch in aller Öffentlichkeit mit der Hand kurz auf euer Genital drücken. Wer sich damit unwohl fühlt, kann den Schuhe-binden- oder Stein-im-Schuh-Trick anwenden: Man kniet sich hin und drückt so mit der Ferse gegen die Klitoris. Eher ungünstig natürlich, wenn man sich gerade in der Fußgängerzone oder einem anderen überlaufenen Ort befindet. Dann heißt es: Lippen zusammenkneifen und einen ruhigeren Spot suchen.

++ *Richtig atmen*

Atmen, tief in den unteren Bauch hineinatmen. Es hilft, ähnlich wie bei einer Meditation, tief einzuatmen, bis drei zu zählen, auszuatmen und wieder bis drei zu zählen. Diese Technik hat gleich drei Vorteile: Zum einen ist unser Kopf damit beschäftigt, sich auf die Atmung und das richtige Zählen zu konzentrieren. Zudem beruhigt diese ruhige, tiefe Atmung Körper und Geist, so dass der gesamte Druck für kurze Zeit nachlässt. Zu guter Letzt hat man das Gefühl, dass die Blase durch das tiefe Ein- und Ausatmen mehr Platz zur Verfügung hat und sich deswegen nicht so klein zusammenziehen muss. Stellt euch das bildlich vor, vielleicht könnt ihr den Druck so verschieben.

++ *Lenkt euch ab*

Das ist sehr schwer, wenn die Blase irre drückt. Versucht aber trotzdem, euch abzulenken und an etwas anderes zu denken. Ähnlich wie das Konzentrieren auf die Atmung könnt ihr zum Beispiel ein Lied mit den genauen Lyrics im Kopf mitsingen. Der Lieblingssong eurer Blase ist sicher gerade »Under Pressure« von Queen (viel Spaß mit dem Ohrwurm!). Auch super: ein Gedicht aufsagen. Oder euch fragen, was die Person, die vor euch läuft, heute wohl zu Mittag gegessen hat. Versucht einfach, eure Gedanken von der Blase wegzulenken.

++ *Imaginäres Bonbon lutschen*

Ihr versteht nur Bahnhof? Ich hole euch ab: Die Schneidezähne im Ober- und Unterkiefer gehören zum sogenannten Urogenital-System. Das heißt, sie haben Bezug zu Blase, Nieren und Geschlechtsorganen. Stimulieren wir diese oralen Reflexzonen nun durch Zungenbewegungen, indem wir unsere Zunge von der Rückseite und Mitte der unteren Schneidezähne über die Rückseite und Mitte der oberen Schneidezähne führen, hat das Auswirkungen auf den Blasenapparat – der Harndrang wird gemindert. Überhaupt solltet ihr mal darauf achten, wie es um diese Area in eurem Mund so bestellt ist. Habt ihr vielleicht Entzündungen, Implantate oder Füllungen in euren Vorderzähnen? Das könnte sich negativ auf eure Blase auswirken und der Grund für eventuelle Schwierigkeiten sein.

++ *Fußballen auf- und abrollen*

Das ist genau der Grund, warum kleine Kinder nie still stehen, sondern mit ihren Füßchen hin und her trippeln, wenn sie ganz dringend Pipi müssen. Durch den schnell wechselnden Druck der Fußballen wird die Beckenbodenmuskulatur angespannt und der Harndrang gemindert. Außerdem liegt der sogenannte Nieren-Blasen-Meridian laut der ayurvedischen Lehre im Fußballenbereich.

Durch das Hin- und Herwippen der Fußsohle wird der Blasenmuskel gehemmt, was den Drang für kurze Zeit aufhebt.

++ *Speichergespräch mit der Blase*

»Komm schon Blase, fünf Minuten halten wir noch durch. Dann haben wie die nächste Toilette erreicht …« So oder so ähnlich könnte euer Gespräch mit der Blase lauten, wenn sie unterwegs Terror macht und beruhigt werden muss. Das Gespräch führt ihr natürlich nicht laut, sondern in Gedanken. Stellt euch dafür den Blasenapparat bildlich vor und erinnert die Blase während des sogenannten Speichergesprächs an ihre Elastizität und Größe. Wichtig dabei: immer alles positiv formulieren und nicht auf das Problem fokussieren, dass wir ja sooo dringend müssen und uns eventuell gleich in die Hose machen. Mehren sich so die Erfolge, die Blase hält länger dicht, stellt sich ein Gefühl der Sicherheit und Kontrolle ein. Das lässt auf Dauer den Pinkeldrang verebben und verlängert auf diesem Weg die Speicherzeit.

++ *Zu guter Letzt: Darum ist es wirklich wichtig, euren Körper warm zu halten*

Dass es wichtig ist, unseren Körper und vor allem die Nieren warm zu halten, haben wir im Kapitel über die Blasenentzündung (Seite 69) gelernt. Aber wusstet ihr, dass eine Unterkühlung auch dazu führen kann, dass wir öfter und dringender auf die Toilette müssen? Dieses Phänomen nennt sich Kältediurese. Das bedeutet, dass sich unsere Blutgefäße durch Kälte zusammenziehen, um den Wärmeverlust zu minimieren. Die Folge ist ein erhöhter zentraler Blutfluss und eine verbesserte Durchblutung der Nieren. Und was machen die lieben Nieren unter anderem, wenn sie besser durchblutet werden? Richtig, mehr Urin produzieren. Deswegen solltet ihr euch warm genug anziehen, wenn ihr unterwegs seid und wisst, dass ihr sowieso öfter auf die Toilette müsst.

Schrumpfblase: Kann sich unsere Blase wirklich verkleinern?

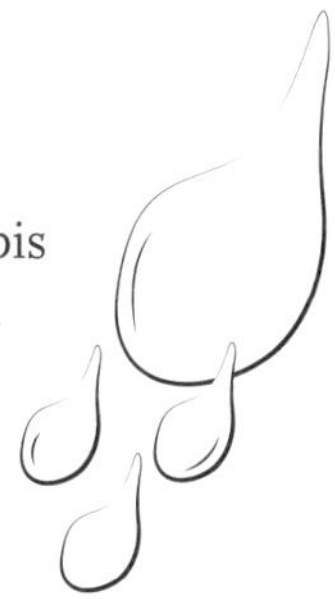

Eine gesunde Blase hat eine Speicherkapazität von 350 bis 550 Millilitern bei uns Frauen und 550 bis 750 Millilitern bei den Herren der Schöpfung. Es kann aber auch passieren, dass sie sich verkleinert. Ja, die Blase kann tatsächlich schrumpfen, so dass ihr Fassungsvermögen bei unter 100 Millilitern liegt oder teilweise sogar nur noch 15 Prozent des eigentlichen Umfangs erreicht. Expertinnen sprechen dann von der sogenannten Schrumpfblase.

Die Symptome wie häufiges und dringendes Pinkeln erinnern stark an die Reizblase. Nur dass diese sich bei normaler Größe eben nicht mehr bis zum Anschlag füllen lässt. Die Schrumpfblase lässt sich komplett füllen, aber ihr Speichervolumen ist eben viel geringer.

Nicht selten ist eine nicht abgeheilte Blasenentzündung schuld an der Misere. Wird sie nicht adäquat behandelt und heilt deswegen nie richtig aus, kann sich das auf die Blasenwand auswirken und diese verhärten. Weshalb die harte starre Blase sich dann nicht mehr zu ihrer eigentlichen Größe ausdehnen kann.

Neben der Blasenentzündung kann die Schrumpfblase auch eine Spätfolge der fiesen Interstitiellen Zystitis sein. Oder es liegt an einer Verletzung der Blasenwand, zum Beispiel bei einer OP in der Blasengegend, die anschließend vernarbt ist und so starr und hart geworden ist.

Die Sorge, dass wir durch zu viel pinkeln selber schuld daran sind, dass sich unsere Blase verkleinert, ist übrigens unbegründet. Anatomisch kleiner werden kann sie durch zu häufiges Zusammenziehen nicht. Was aber passieren kann ist, dass sich Vielpinklerinnen irgendwann an diese Frequenz gewöhnen und sich den Pipidrang ab einer gewissen Zeit einfach einbilden. Mehr dazu auf Seite 56.

Erst wenn die Ärztinnen wissen, warum sich eure Blase verkleinert hat, können sie euch helfen. Es gibt verschiedene Medikamente, die auch bei einer Reizblase zum Einsatz kommen. Sie vergrößern allerdings nicht die geschrumpfte Blase, sondern lindern die Symptome und helfen euch, eure Harnabgabe zu normalisieren und die Toilettengänge so zu minimieren.

In extremen Fällen kann auch über eine OP nachgedacht werden. Durch die sogenannte Blasenaugmentation wird die Blase künstlich vergrößert, so dass wieder mehr Urin hineinpasst. Ist das nicht möglich, können Ärztinnen euch auch eine künstliche Blase einsetzen. Andere Menschen bekommen eine neue Niere oder Leber, Schrumpfblasengeplagte eben eine neue Blase ...

Alle Schotten dicht: Gründe, warum wir unsere Blase nicht richtig leeren können

Ihr müsst superdringend aufs Klo und habt das Gefühl, gleich passiert ein Unglück, ihr macht euch in die Hose. Auf der Toilette wird euer Urin als Niagarafall ins Becken schießen und euch ein unvergleichliches Gefühl der Erleichterung verschaffen. Also, so fühlt es sich zumindest an auf dem Weg zum Klo. Dort angekommen passiert allerdings – nichts. Ein klägliches Rinnsal von drei, vier Tröpfchen landet in der Schüssel. Mysteriös!

In diesem Fall liegt ein Fehler in der Entleerungsabteilung der Blase vor, wie das normalerweise vonstattengeht steht ja auf Seite 29. Wer unter einer Blasenentleerungsstörung leidet, kann den Urin nicht oder nur durch starkes Pressen aus der Blase be-

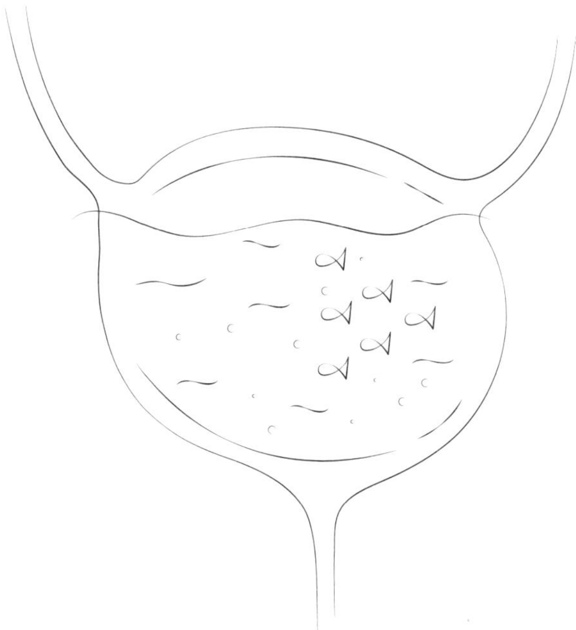

fördern. Und obwohl der Harn auf dem Klo nicht in Strömen fließt, beklagen sich Betroffene oft über lästiges Nachtröpfeln: Kaum ist das Geschäft beendet und die Unterhose hochgezogen, fließen ein paar Urintropfen nach.

Warum unsere Blase plötzlich verrückt spielt, kann verschiedene Ursachen haben. Deswegen müssen Betroffene oft einen ganzen Ärztinnen-Marathon zurücklegen, um herauszufinden, was die Blase bedrückt.

++ *Symptome einer Entleerungsstörung der Blase*

- Schwierigkeiten beim Wasserlassen
- Schwacher oder unterbrochener Harnstrahl
- Es dauert lange, bis der erste Strahl kommt
- Ihr habt das Gefühl, nicht ganz »leer« geworden zu sein
- Eventuell tröpfelt es nach, sobald ihr fertig seid und eure Hose wieder angezogen habt

++ So sieht der perfekte Harnstrahl aus

Wie sieht eigentlich der perfekte Harnstrahl aus? Natürlich pinkeln wir alle verschieden, so dass jeder Harnstrahl individuell ist. Wie stark oder schwach die Strahlstärke eures Urins ist, hängt von verschiedenen Faktoren ab: zum einen vom Druck, also mit wie viel Karacho der Urin vom Blasenmuskel hinausgepresst wird. Damit sich dieser Druck auch richtig entladen kann, ist es natürlich wichtig, dass der Weg nach draußen frei ist. Der Durchmesser der Harnröhre muss also passen. Ist sie zu schmal, kommt es zu Stauungen, es kann nicht genügend Urin abgeleitet werden. Da kann das Wasserlassen schon mal länger dauern.

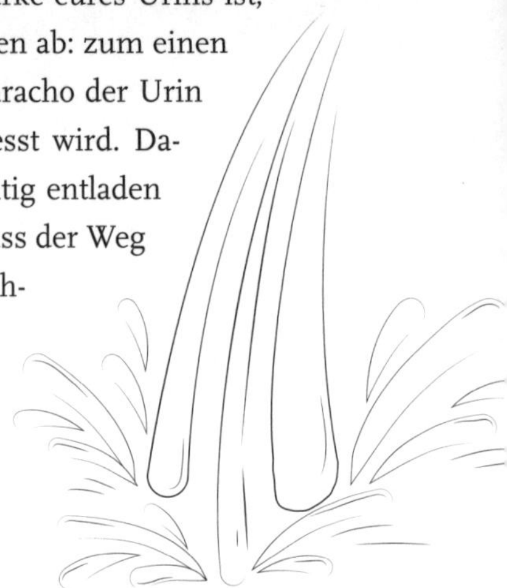

Ein gesunder, gut laufender Harnstrahl sollte eine Stärke von 15 Millilitern pro Sekunde haben. Ja, so etwas erfährst du bei einer sogenannten Harnflussmessung. Hier pinkelt ihr in einen Messtrichter, der den Urin sammelt. Ein Messgerät misst nun genau die Harnmenge pro Zeiteinheit und stellt sie als Kurvendiagramm dar. So kann die Ärztin genau auswerten, ob bei euch und eurer Blase alles korrekt abläuft.

Ohne oberflächlich sein zu wollen: Neben der Pinkelgeschwindigkeit kommt es beim perfekten Harnstrahl auch auf die Optik an. Gleichmäßig sollte er sein und möglichst gerade. Erinnert euer Urinstrahl eher an den Gartensprenger eures Nachbarn, und ihr müsst eure Toilette nach dem Pinkeln grundreinigen, solltet ihr das auf jeden Fall weiter beobachten. Plätschert euer Harnstrahl nicht gerade in die Toilette, sondern teilt oder fächert sich sogar auf, kann es sein, dass eure Harnröhre oder ihre Mündung verengt sind.

Daneben sollte das Wasserlassen auch in einem Rutsch laufen. Heißt: Euer Urin sollte nicht in kleinen, abgehackten Einzelportionen ausgepinkelt werden. Wenn es sich bei euch auf dem Klo also anhört, als würdet ihr mit eurem Urin Morsezeichen senden, stimmt irgendetwas mit dem Abflusssystem der Blase nicht. Das kann am Schließmuskel liegen, der sich während des Wasserlassens unaufgefordert öffnet und schließt. Oder ein Harnstein hat sich ganz frech auf dem Blasenabfluss platziert und blockiert so den Urinausgang.

Ist mit dem Verschlusssystem alles in Ordnung, kann es auch am schwachen Blasenmuskel liegen, der den Urin nicht gleichmäßig hinausdrückt. Weshalb Betroffene anfangen nachzuhelfen, indem sie mitpressen. Keine gute Idee: Nur die wenigsten Menschen schaffen es, zu pressen und gleichzeitig den Beckenboden entspannt zu lassen. Sie üben also Druck aus, der Beckenboden verschließt aber den Ausgang. Dieser Druck ist nicht gut für den Blasenapparat und kann auf Dauer die Blasenwand schädigen. Lasst euch daher unbedingt von eurer Ärztin untersuchen. Dann strahlt ihr bald wieder mit eurem Urin um die Wette.

++ *Warum Restharn gefährlich ist*

Nicht selten bleibt bei einer Entleerungsstörung Restharn in der Blase zurück. Dieser zurückgebliebene Urin ist nicht nur nervig, weil er den Betroffenen eigentlich ständig das Gefühl gibt, auf die Toilette zu müssen, er kann auch gefährlich werden. Vielleicht denkt ihr jetzt: »Hä? Ganz leer wird die Blase doch nie, etwas Urin bleibt doch immer zurück …« Ja, stimmt, in der Regel etwa 10 Milliliter. Das ist so wenig, dass wir es gar nicht merken. Von Restharn spricht man erst bei etwa 100 Millilitern. Und glaubt mir, das merkt man.

Das Gefährliche an Restharn ist, dass er sich wie ein stehendes Gewässer verhält und zur optimalen Brutstätte für Bakterien und

Co. werden kann. Die Blase wird dann nicht mehr regelmäßig vollkommen durchgespült, so dass sich Krankheitskeime und Bakterien leichter vermehren und auf die Blasenwand setzen können. In Folge können fiese Entzündungen und Infektionen auftreten. Die Bakterien könnten sogar über die Harnleiter in die Nieren steigen und dort eine Nierenschädigung hervorrufen. Daneben kann sich durch zu viel Restharn in der Blase ein starker Urin-Rückstau in Harnleitern und Nieren bilden, was zu Nierenbeschwerden bis zu einer Harnvergiftung führen kann. Zusätzlich steigt auch die Wahrscheinlichkeit von Harnsteinen. Klar, im stehenden Urin haben die Steinchen natürlich alle Zeit der Welt, sich Salzschicht um Salzschicht zu vergrößern.

Falls ihr euch nicht sicher seid, ob bei euch Restharn zurückbleibt, drückt einfach nach dem Toilettengang mit den Händen in der Blasenregion auf euren Bauch. Entsteht dabei ein Pinkeldrang, befindet sich noch Urin in der Blase, der da eigentlich nicht sein sollte.

++ *Der Blasenmuskel ist zu schwach*

Was der Blasenmuskel bei der Reizblase zu extrem macht, tut er bei der Entleerungsstörung zu wenig: sich zusammenziehen und den Urin gleichmäßig hinausdrücken. Warum er plötzlich faul wird und keine rechte Lust mehr hat, seine Arbeit ordnungsgemäß zu verrichten, kann mehrere Gründe haben: Zum einen kann es sich um eine Altersschwäche handeln. Der Muskel ist einfach zu schwach und nicht mehr in der Lage, sich ordnungsgemäß zusammenzuziehen, um den Urin hinauszudrücken. Seid ihr aber noch junge Hüpfer, können auch die lieben Nerven schuld an der Misere sein. Sie teilen dem Blasenmuskel schlicht und einfach nicht mit, dass er sich zusammenziehen soll. Der Muskel selber kann also gar nichts dafür. Er würde ja gerne ans Werk gehen und wartet sehnsüchtig auf das Go von oben. Schuld daran können Nervenkrankheiten wie Parkinson oder Multiple Sklerose sein, aber natürlich auch Verletzungen wie ein Bandscheibenvorfall oder eine Spinalkanalstenose. Werden bei den Untersuchungen der Blase keine Ursachen gefunden, sollten sich eure Ärztinnen also unbedingt die Wirbelsäule genauer anschauen und euch gegebenenfalls an eine Neurologin überweisen.

Es kann auch passieren, dass eure Blase überdehnt ist, weil ihr sie zu selten leert. Sie ist zu oft und zu lange bis zum Anschlag gefüllt. Die Sensoren und der Muskel funktionieren deswegen nicht mehr einwandfrei und wissen so nicht mehr, was zu tun ist. Und wie auch bei der Reizblase kann es sein, dass die Überaktivität eures Blasenmuskels idiopathisch ist, also einfach keine medizinische Ursache für das Problem gefunden wird.

++ *Die Harnröhre ist zu eng*

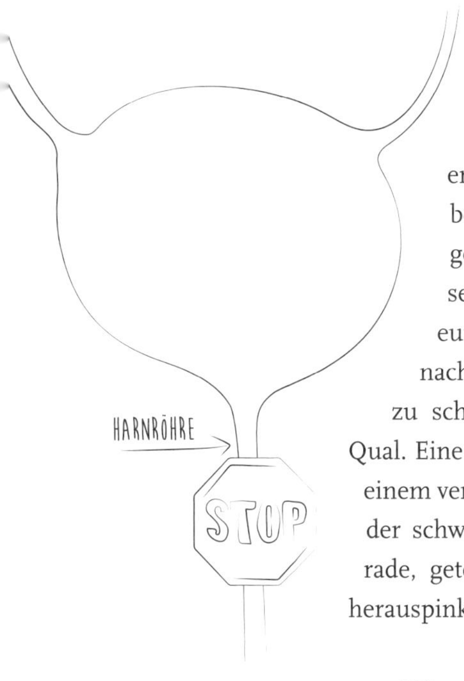

Ihr wundert euch, warum euer Pinkelstrahl wie ein klägliches Rinnsal in die Toilette tröpfelt und ihr ewig braucht, eure Blase zu entleeren, während auf der Nebentoilette ein wasserfallartiger Riesenstrahl in die Schüssel klatscht? Nun, vielleicht ist eure Harnröhre zu eng. Ganz nach dem Motto: Ist der Ausgang zu schmal, wird das Pinkeln zur Qual. Eine zu enge Harnröhre kann zu einem veränderten Harnstrahl führen, der schwächer ist und sich, statt gerade, geteilt oder sogar aufgefächert herauspinkeln lässt. Klar, dass der Harnstrahl dann eher so wirkt wie der Mühlbach als der Main-Donau-Kanal. Wenn sich die Blase nur noch schwer entleeren lässt, helfen Betroffene oft mit starkem Bauchpressen nach, was auf lange Sicht eher noch mehr schadet. Außerdem bleibt oft Restharn zurück, der wiederum zu Blasenentzündungen führen kann.

Wird bei euch eine Harnröhrenverengung festgestellt, kann diese durch Ausdehnen oder Schlitzen wieder erweitert werden, so dass es in Zukunft wieder normal läuft.

++ *Eure Blase ist durch Harnsteine verstopft*
Das müsst ihr euch vorstellen wie den Stöpsel in der Badewanne oder im Waschbecken. Hat es sich ein Blasenstein direkt vor eurem Blasenausgang bequem gemacht, verstopft er und staut das Pipi. Klar, dass wir so Schwierigkeiten haben, den Urin normal auszupinkeln. Die gute Nachricht: Harnsteine lassen sich recht einfach entfernen. Und dann läuft's auch auf der Toilette wieder wie am Schnürchen.

++ *Der Beckenboden ist verspannt und funktioniert nicht richtig*
Wie wir gelernt haben, ist der Beckenboden unter anderem wichtig, um unsere Organe zu halten und unsere Blase mit dem äußeren Schließmuskel abzudichten. Da sollte man ja eigentlich meinen, es wäre gut, wenn er immer schön fest, hart und super powerful in unserem Becken gespannt wäre, oder? Nein, so einfach ist das nicht. Ist unser Beckenboden zu verkrampft, tut das erstens ziemlich weh. Es drückt, kneift oder zieht. Dazu kommt, dass die verschiedenen Muskeln nicht miteinander, sondern gegeneinander arbeiten. Im Fachjargon heißt das dann DSD (Detrusor-Sphinkter-Dyssynergie), also Fehlfunktion des Beckenbodens. Neben anderen nervigen Symptomen, wie Vaginismus, also einer verkrampften Vagina und Schmerzen beim Sex, kann so auch keine normale Miktion mehr stattfinden. Der Blasenmuskel drückt, weil er den Urin

hinauspressen will, der Verschlussmuskel, weil er ihn halten will. Klar, dass sich die Blase so nicht leert oder es superlange dauert, bis alles draußen ist.

++ *Hinman-Syndrom oder die nicht neurogene neurogene Blase*
Auf den ersten Blick deutet alles darauf hin, dass die Nerven schuld am Schlamassel der Blase sind. Beim Durchchecken der Nerven aber kommt heraus, dass sie ihren Job an der Miktionsfront pflichtbewusst und korrekt ausführen. Bei der neurogenen nicht neurogenen Blase oder dem Hinman-Syndrom liegt das Problem am erlernten Verhalten der Blase. Betroffene haben von jüngster Kindheit an ihren Urin zu lange in der Blase gehalten. An dieses Verhalten hat sich die Blase irgendwann gewöhnt und kann nun gar nicht anders, als zu viel Urin zu speichern.

Häufig sind Kinder von dieser Art der Entleerungsstörung betroffen, weil sie noch nicht wissen, wie der Pinkelvorgang normalerweise funktioniert. Wird es nicht erkannt, kann sich so ein falsch erlerntes Pinkelverhalten bis ins Erwachsenenalter ziehen. Dabei gilt wie so oft: Je früher ein Problem entdeckt und behandelt wird, desto einfacher und erfolgversprechender sind auch die Heilungschancen.

Schaffen Betroffene es irgendwann gar nicht mehr, den Urin loszuwerden, droht ein akuter Harnverhalt. Das ist nicht nur sehr unangenehm, sondern sogar ein urologischer Notfall.

++ *Der Harnverhalt und warum er gefährlich ist*
Von einem Harnverhalt spricht man, wenn die Blase zum Bersten voll ist, man selber sie aber gar nicht leeren kann. Passiert das langsam, so ganz nebenbei, ohne dass die betroffene Person es wirklich merkt, kann sich daraus eine sogenannte Überlaufblase entwickeln. Hier hilft sich die Blase einfach selber und lässt den Urin tröpfchenweise ab. Allerdings auch ohne Klo.

Tritt der Harnverhalt dagegen plötzlich auf, ist das nicht nur unangenehm und schmerzhaft, es kann auf Dauer auch ziemlich gefährlich werden. In gefülltem Zustand ist unsere Blase nämlich sehr viel empfindlicher und anfälliger für Verletzungen als in geleertem. Deswegen kann es jetzt leichter zu einem Blasenriss (mehr dazu auf Seite 51) kommen. Urologinnen setzen deshalb hier einen Katheter, der den Urin schnell aus der Blase leitet und so den Druck nimmt.

Je nachdem, was genau schuld am Streik eurer Blase ist, gibt es unterschiedliche Behandlungsmethoden. Liegt das Problem in der Blase selbst, weil der Blasenmuskel zu schwach ist? Oder kann der Urin schlicht und einfach nicht richtig abfließen, weil sich der Schließmuskel nicht richtig öffnen will?

++ *Mit Medikamenten gegen einen zu schwachen Blasenmuskel*
Es gibt Medikamente, die den Blasenmuskel wieder fit machen und ihn zu genügend Bewegung antreiben. Hauptwirkstoff ist hier das sogenannte Bethanecholchlorid, das sich auf die Rezeptoren in der Blasenwand setzt und diese stimuliert.
Daneben gibt es noch andere Medikamententypen, die den Tonus des Blasenmuskels erhöhen sollen. Welcher Wirkstoff am besten wirkt, solltet ihr austesten und mit eurer Ärztin besprechen.

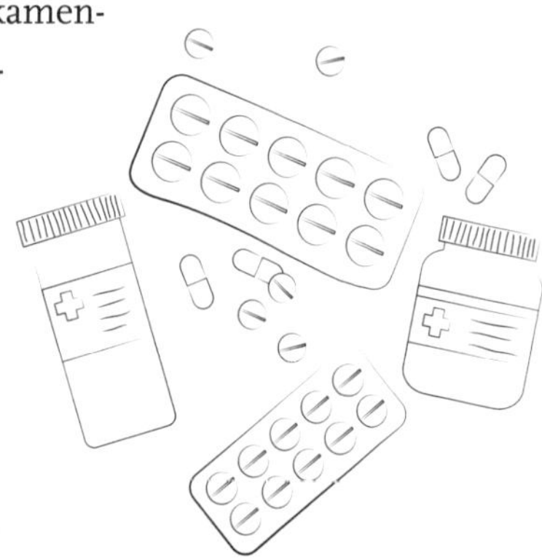

Wenn der Schließmuskel nicht richtig arbeitet, er quasi verkrampft und so den Urin nicht rauslassen kann, gibt es auch spezielle Medikamente, die die Muskelzellen der Harnröhre, des Beckenbodens und des Schließmuskels entspannen. Hört sich erstmal super an, hat aber leider eine Menge nicht zu verachtender Nebenwirkungen: Nicht selten wird die komplette Muskulatur geschwächt, was allgemein zu Müdigkeit und Trägheit führen kann. Daneben sind auch Magen-Darm-Beschwerden und allgemeine Übelkeit nicht selten. Außerdem dauert es in der Regel recht lange, bis ihr mit eurer Ärztin die passende Dosis gefunden habt. Hier sind Geduld und Durchhaltevermögen gefragt.

++ *Der Blase wieder beibringen, wann sie sich entleeren soll*

Das gelingt am besten mit Toilettentraining. Hierbei gehen Betroffene zu bestimmten festgelegten Uhrzeiten auf die Toilette und pinkeln. Ganz genau, das tun sie auch, wenn sie eigentlich gar nicht müssen. So soll die Blase gestärkt werden und sich wieder daran gewöhnen, sich normal zu füllen und zusammenzuziehen, wenn die Zeit reif ist.

So könnte das Toilettentraining zum Beispiel aussehen: Ihr trinkt etwa alle zwei bis drei Stunden ein großes Glas Wasser und geht eine halbe Stunde später auf die Toilette – auch wenn ihr keinen Drang verspürt. So soll die Blase ihr normales Verhalten wieder lernen. Klar, dass das nicht von heute auf morgen geht. Aber keine Angst, unsere Blase ist eine gute Schülerin und durchaus lernwillig. Gebt ihr und euch nur genug Zeit, um einen neuen, besseren Pinkelrhythmus zu bekommen und so irgendwann wieder die Kontrolle über eure Miktion zu erhalten.

++ *Entspannen mit Beckenbodentraining*

Ihr könnt noch mehr aktiv für euch tun: Beckenbodentraining. Aber was soll Beckenbodentraining bringen, wenn aus der Blase sowieso nichts herauskommt? An einem zu schwachen Beckenboden wird es ja wohl nicht liegen. Stimmt! Ihr sollt hier auch eher lernen, euren Beckenboden zu entspannen. Umgekehrtes Training sozusagen.

Dafür ist es erstmal wichtig, dass ihr überhaupt wisst, wo euer Beckenboden genau liegt und wie ihr ihn aktivieren könnt. Einfach mal beim Pinkeln den Urinfluss selber anhalten. Und genau diesen Muskel, der da zum Einsatz kommt, solltet ihr aktiv an- und entspannen.

Aber Achtung: Bitte nur um zum Testen den Strahl unterbrechen. Sonst bringt ihr eure Blase noch total durcheinander und verschlimmert die Symptome.

Ähnlich wie bei der progressiven Muskelentspannung (Seite 107) müsst ihr erstmal Druck im Beckenboden aufbauen und ihn anspannen. Macht dafür das Gleiche, was ihr auf dem Klo zum Pipistoppen gemacht habt, nur eben im trockenen Zustand. Haltet diesen Zustand etwa zehn Sekunden und entspannt den Beckenboden danach aktiv. Glaubt mir, das ist gar nicht so leicht. Um Ergebnisse zu erzielen, solltet ihr diese Übungen zwanzig Minuten pro Tag durchführen. Das Gute daran: Dieses Fitnesstraining könnt ihr immer und überall durchführen. In der Bahn, im Büro, im Kino, an der Supermarktkasse, beim Schreiben eines Buches ...

Neben dem aktiven Entspannen des Beckenbodens eignen sich gut auch warme Vollbäder. Legt euch in die Wanne, schließt die Augen und versucht, euch und euren Beckenboden zu entspannen. Habt ihr keine Badewanne, tun es auch Wärmflaschen, die ihr euch auf Unterbauch und Damm legt. Das ist herrlich angenehm.

Um besser zu erkennen, wie oder ob ihr euren Beckenboden richtig entspannt, kann euch auch Biofeedback zu Hilfe kommen. Hier werdet ihr durch verschiedene Signale angeleitet, den Beckenboden erst anzuspannen, um ihn danach aktiv zu entspannen. Das liest sich leichter, als es ist. Entspannung kann nämlich tatsächlich ab und zu schwieriger sein als Anspannen.

++ Blasenschrittmacher für Sakral- und Beckennerv

Euer Blasenmuskel ist ein echter Faulpelz und macht selbst nach Medikamenten, Blasentraining und Co. keine Anstalten, sich öfter zu bewegen? Wie unverschämt. Dann kommt nun Strom zum Einsatz. Genau wie bei der Reizblase werden die Kreuzbeinnerven (hier laufen die Nervenbahnen und Reflexbogen des Harntraktes zusammen) äußerlich stimuliert. Um zu checken, ob so eine externe Nervenreizung für eure Blase in Frage kommt, wird auch hier erst durch eine Teststimulation über mehrere Tage geprüft, ob und wie die Nerven reagieren. Durch die Haut über dem Kreuzbein werden feine Drähte mit Elektroden an den Blasennerven angebracht und mittels einer Fernsteuerung aktiviert. Die Sensoren auf der Blasenwand werden so getriggert und sollen den Blasenmuskel wieder antreiben. Funktioniert das in der Testphase gut, kann jetzt der Schrittmacher implantiert werden und euch Jahre beim Pinkeln unterstützen.

++ Den Urin selber ableiten: eine Einführung zur Einführung

Ihr und eure Blase habt den schwarzen Peter gezogen: Keine der oben genannten Behandlungsmethoden fruchtet. Nun ist es an der Zeit, dass ihr den Urin selber aus eurer Blase befördert. Bitte was? Den Urin selber ableiten? Wie soll das denn bitte funktionieren? Ganz einfach mit Selbstkatheterismus.

Ihr führt euch ab jetzt mehrmals am Tag einen Katheter in die Blase, der für euch den Urin ableitet. Ja, ich weiß, das hört sich erstmal schrecklich an.

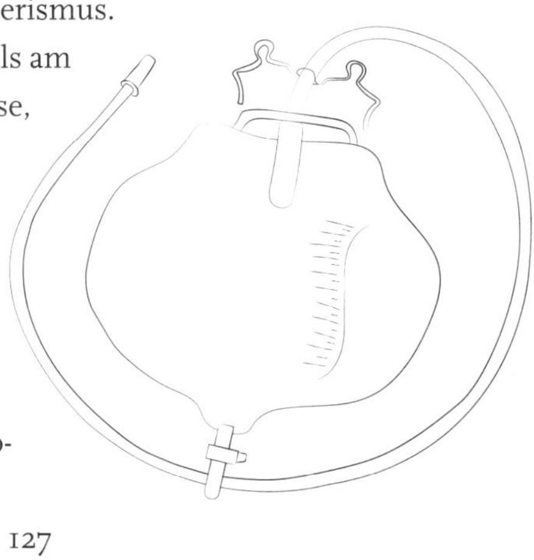

Der Katheter besteht aus einem dünnen, biegsamen Silikonschlauch, der meistens mit einer Gleitschicht überzogen ist, so dass Reizungen und so weiter vermieden werden sollen. Denn ja, durch einen Katheter kann man sich relativ leicht eine Entzündung oder Infektion in die Blase holen. Damit das nicht passiert, ist eine saubere Technik wichtig. In welchem Winkel führt ihr die Katheterspitze ein, damit ihr nicht aus Versehen in die Harnröhre piekst? Wie weit muss die Spitze eingeführt werden, damit auch alles richtig sitzt? Das alles bekommt ihr von einer Fachperson ausgiebig erklärt, ihr braucht also keine Angst zu haben. Traut euch und fragt auch ein zehntes oder fünfzehntes Mal nach, wenn ihr euch unsicher seid.

Zuerst desinfiziert ihr eure Hände und euren Schambereich. Deswegen solltet ihr ab jetzt gewisse Utensilien immer mit dabeihaben: Taschentücher, Desinfektionsmittel, Gleitgel. Für die Desinfektion eures Genitalbereichs stellt ihr euch breitbeinig hin, zieht eure Schamlippen vorsichtig auseinander und tupft den oberen Bereich mit einem Desinfektionstuch ab. Je nachdem, ob ihr Gleitgel benutzen wollt oder nicht, spritzt ihr euch etwas davon in die Harnröhrenöffnung. So könnt ihr den Katheter im Anschluss leichter einführen.

Dafür spreizt ihr nun wieder die Schamlippen und zieht sie etwas nach vorne. So seht ihr die Harnröhrenöffnung besser, wo der Katheter gleich hineinsoll. Nehmt nun den Katheter aus der Verpackung und führt die Spitze vorsichtig und langsam in die Harnröhre. Macht ihr alles richtig, sollte nun der Urin abfließen. Der Urin landet entweder in einem am Katheter angebrachten Beutel oder läuft in ein extra Gefäß, das ihr dann ins Klo leert.

Habt ihr fertig gepieselt, zieht ihr den Katheter vorsichtig wieder aus der Harnröhre und entsorgt ihn. Bei den ersten Malen kann es passieren, dass sich eure Harnröhre etwas wund oder verletzt anfühlt, das vergeht aber nach einiger Zeit.

Wenn ihr anfangs von einer Blasenentzündung besucht werdet,

klärt ihr das aber am besten mit eurer Urologin ab. Und noch ein Tipp: Versucht einfach so locker wie möglich mit der ganzen Sache umzugehen. Der Katheter gehört jetzt zu euren täglichen Klogängen dazu, ihr solltet euch also mit ihm anfreunden. Vielleicht hilft es euch, wenn ihr euren Kolleg*innen davon erzählt, so dass ihr euch nicht blöd fühlt, wenn ihr mit dem ganzen Equipment auf die Toilette verschwindet und euch dort etwas länger aufhaltet. Ich glaube an euch, ihr schafft das!

Weitere Gründe, warum eure Blase verrücktspielen kann

Noch einmal: Nicht immer ist eure Blase oder der Blasenapparat schuld, wenn das mit dem Wasserlassen und -halten nicht ganz so reibungslos funktioniert. Oft liegt das Problem ein paar Etagen höher oder tiefer, nämlich in den Nerven oder der Vulva.

++ *Neurogene Blase*

Wir erinnern uns: Unsere Nerven sollen die Pinkelsignale, die von den Sensoren in der Blasenwand gemessen und rausgegeben werden, weiter an unser Gehirn leiten. Das tun sie aber leider nicht immer pflichtbewusst. Grund dafür können Verletzungen der Wirbelsäule oder Nervenkrankheiten sein. Expertinnen sprechen dann von einer neurogenen Blase.

Ihr könnt euch das Ganze wie eine dreistöckige Fabrik vorstellen: Unten im Eingangsbereich liegt die Blase. Das ist die Arbeitsstation der Dehnungssensoren, die in der Blasenwand sitzen und die Ausdehnung spüren, sobald sich die Blase füllt. Diese Maße schicken sie nun weiter an Abteilung Nummer zwei, die Nerven im Rückenmark. Die wiederum leiten das erhaltene Signal weiter ganz nach oben in die dritte Abteilung, zu unserem Boss, dem Großhirn.

Dort angekommen, checkt unser Hirn die Lage: Befinden wir uns gerade in einer wichtigen Besprechung oder der Schlange an der Supermarktkasse, gibt das Gehirn diese Infos über die Nerven wieder zurück an den Blasenapparat. Der Blasenmuskel bleibt locker, der Schließmuskel geschlossen, es findet keine Entleerung statt. Die Nerven sind als Signalboten essenziell für den kompletten Pinkelvorgang.

Machen sie das nicht mehr, stecken also im Stau, überbringen keine, verschlüsselte oder sogar falsche Signale, kommt die komplette Arbeitskette durcheinander, und unsere Blase spielt verrückt. Wir müssen in der Besprechung oder der Supermarktschlange plötzlich superdringend auf die Toilette und nässen uns sogar etwas ein. Oder das komplette Gegenteil ist der Fall, unsere Blase meldet sich fast gar nicht mehr und wir haben Schwierigkeiten, den Urin hinauszubekommen. Beides nicht gut! Welches der beiden Blasenprobleme euch betrifft, kommt oft darauf an, an welcher Stelle genau die Nervenstörung vorliegt. Befindet sich der Nervenschaden weiter oben, ihr hattet zum Beispiel einen Bandscheibenvorfall im Halswirbelbereich, also in der Nackengegend, kann das eine Reizblase oder sogar Dranginkontinenz auf den Plan rufen oder euch nachts alle zwanzig Minuten auf die Toilette schicken. Liegen die Verletzungen dagegen weiter unten, also im Lendenwirbelbereich kurz über dem Po, spricht das eher für eine Entleerungsstörung, ihr habt also Schwierigkeiten, eure Blase ordentlich und schnell zu entleeren.

Nicht selten ist es so, dass ihr von einer Verletzung an der Wirbelsäule gar nichts mitbekommt. Klar, ein, zwei Tage zwickt und zwackt es mal im Nackenbereich, aber dann ist es schnell vergessen. Deswegen ist es wirklich wichtig, dass sich eure Urologin euer Krankheitsbild ganz genau anschaut. Bei dem kleinsten Verdacht, dass euer Blasenproblem neurologisch sein könnte, müssen neben der Blase auch das Nervensystem und das Gehirn genauer untersucht werden. Neben einer ausführlichen Anamnese müsst ihr also eventuell in die Röhre und euren Kopf sowie die Wirbelsäule in einem MRT durchchecken lassen.

++ *Eine schwierige Blase durch Endometriose*

Endometriose – das It-Girl unter den Frauenkrankheiten. Keine andere Krankheit hat es in den letzten Jahren so oft auf Instagram-Feeds, in Talkshows, Lifestyle-Artikel, Bücher und – ja – eben in den Unterleib von Frauen und Mädchen geschafft. Plötzlich outen sich sehr viele Betroffene und klären über Endometriose und die dazugehörigen Schwierigkeiten auf. Kein Wunder: Laut Medizinerinnen ist Endometriose die zweithäufigste gynäkologische Erkrankung (die erste ist das Uterusmyom, also ein gutartiger Tumor in der Gebärmutter) und jährlich kommen etwa 40 000 Neuerkrankungen hinzu. Umgerechnet bedeutet das, dass 10 bis 20 Prozent der gebärfähigen Frauen betroffen sind.

Was genau ist eigentlich Endometriose? Machen wir einen kleinen Ausflug in die Gebärmutter. Von Endometriose spricht man, wenn kleine Ansammlungen von Gebärmutterschleimhaut die Gebärmutterhöhle verlassen, auf Wanderschaft gehen und es sich auf anderen, nicht für sie vorgesehenen Organen gemütlich machen. Warum sie das machen, ist – wie so vieles im Körper der Frau – noch nicht ausreichend erforscht. Vielleicht sind die Eierstöcke oder der Enddarm einfach spannender als die Gebärmutter, wer weiß? Von Expertinnen werden die Gebärmutterausreißer dann Endometrioseherde genannt. Diese Herde werden meistens vom Zyklus (und den damit einhergehenden Hormonen) beeinflusst und können sich dann prächtig weiterentwickeln und wachsen. Die Folge? Ziemlich schlimme Schmerzen während der Periode.

Mein Tipp: Habt ihr schon länger mit schlimmen Menstruationsschmerzen zu kämpfen (und ich meine nicht die »Ach, Wärmflasche rauf, Schmerztablette rein«-Schmerzen, sondern die wirklich schlimmen!), dann ab zur Ärztin und abklären lassen. Eure Frauenärztin hilft euch weiter, es gibt aber auch Fachärztinnen für Endometriose. Ihr solltet vielleicht auch wissen, dass Endo – wie sie liebevoll von Betroffenen getauft wurde – eine der häufigsten Ursachen für Unfruchtbarkeit ist. Die Hauptsymptome der Endometriose sind die unerträglichen Schmerzen während der Periode. Das kann so weit gehen, dass betroffene Frauen und Mädchen in Ohnmacht fallen, weil ihr kompletter Kreislauf zusammenkracht. Daneben kann es zu Schmerzen beim Sex oder bei gynäkologischen (oder auch urologischen) Untersuchungen kommen oder ihr habt ohne Berührung oder Penetration Schmerzen im Unterbauch und Genitalbereich.

Auch auf der Toilette kann es zu Problemen kommen. Bei dem großen und kleinen Geschäft. Es kommt ganz darauf an, auf welchen Organen sich die Endometrioseherde niedergelassen haben. Manche Herde suchen sich die Blase als neuen Heimatort aus. Laut Expertinnen haben ein bis fünf Prozent der Frauen mit Endometriose auf dem Harntrakt zu tun. Am allerliebsten setzen sich die Endometrioseherde dabei auf die Harnblase, gefolgt von Harnleiter, und sehr selten den Nieren oder der Harnröhre.

Dass sich Endometriose in Harntrakt gebildet hat, merken Betroffene an wiederkehrenden Blasenentzündungen, Schmerzen im Flankenbereich (also unterer Rückenbereich) oder eben einer gestörten Blasenentleerung. Diese Beschwerden sind in der Regel zyklusabhängig. Heißt: Sie werden während der Periode schlimmer. Um abzuklären, ob hinter dem Blasenproblem Endometriose steckt, sich also mehrere blinde Passagiere in eurem Harntrakt befinden, solltet ihr das unbedingt von eurer Ärztin untersuchen lassen.

++ Probleme mit der Blase durch Probleme mit der Vulva

Habt ihr schon mal was von Vulvodynie oder Vestibulodynie gehört? Nein? Keine Sorge, ihr seid damit nicht alleine. Unter diesen komplizierten und sehr medizinischen Begriffen kann sich nämlich fast keine etwas vorstellen. Dabei könnte es die Ladies, die öfter

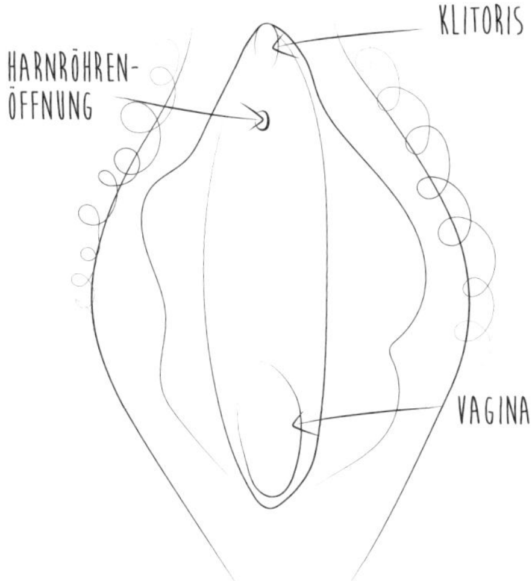

unter einer Blasenentzündung leiden oder von einer Reizblase getriezt werden, betreffen. Unter den oben genannten Begriffen versteht man grob gesagt Schmerzen in und an der Scheide. Die Vulvodynie bezieht sich dabei auf Schmerzen der gesamten Vulva, also Vagina, Schamlippen und Co., während bei der Vestibulodynie die Schmerzen »nur« zwischen den Schamlippen, also im inneren, feuchten Vulvateil auftreten. Betroffene haben Schwierigkeiten, ihr Sexualleben zu genießen, weil jede (noch so kleine) Penetration höllisch weh tut. Selbst Tampons einführen wird zur schmerzhaften Angelegenheit.

Und was hat das nun mit der Blase zu tun? Betroffene Frauen

beschreiben neben den oben genannten Symptomen oft weitere, die den typischen Anzeichen der Blasenentzündung ähneln. Also Brennen beim Pinkeln, Schmerzen im Unterbauch, häufiges Pinkelnmüssen oder auch Blut im Urin. Klar, dass da zuerst auf eine stinknormale Blasenentzündung getippt wird. Die Ärztin findet bei Urinproben nur leider keine Bakterien, die für die Entzündung verantwortlich sind. Deswegen wird bei diesen Frauen nicht selten eine Interstitielle Zystitis (Seite 87) diagnostiziert und behandelt. So aber wird das Problem nicht behoben.

Es dauert oft viele Jahre und noch mehr Ärztinnenbesuche, bis bei der betroffenen Frau Vulvodynie oder Vestibulodynie diagnostiziert wird. Auch, weil viele Ärztinnen auf diesem Gebiet schlicht und einfach (noch) nicht ausreichend geschult sind. Nicht selten werden Patientinnen in die Psycho-Schublade gesteckt. Ganz nach dem Motto: »Wir finden leider nichts, es wird sicher ein Problem aus ihrer Kindheit geben, was Sie dringend aufarbeiten sollten ...« Kann alles sein, muss aber nicht. Die Diagnose der beiden Vulva-Krankheiten läuft über ein klassisches Ausschlussverfahren und es sind einige Tests nötig.

Betroffene Frauen quälen sich oft Jahre von Praxis zu Praxis, werden dort aber womöglich wieder nur mit Antibiotika abgespeist oder nicht wirklich ernst genommen. Deshalb haltet euch jede noch so kleine Möglichkeit offen und lasst euch nicht entmutigen. Leidet ihr also öfter an einer Blasentzündung, in eurem Urin werden aber keine schuldigen Bakterien nachgewiesen, solltet ihr die Möglichkeiten von Vulvodynie und Vestibulodynie mal mit eurer Ärztin besprechen. Auch wenn ihr keine Schmerzen während des Geschlechtsverkehrs oder beim Einführen von Tampons habt. Leider kann man die Krankheitsbilder (noch) nicht heilen, aber es gibt mehrere Behandlungsformen, die zumindest Linderung versprechen.

Das erste Mal: Darauf müsst ihr euch beim Besuch eurer Urologin einstellen

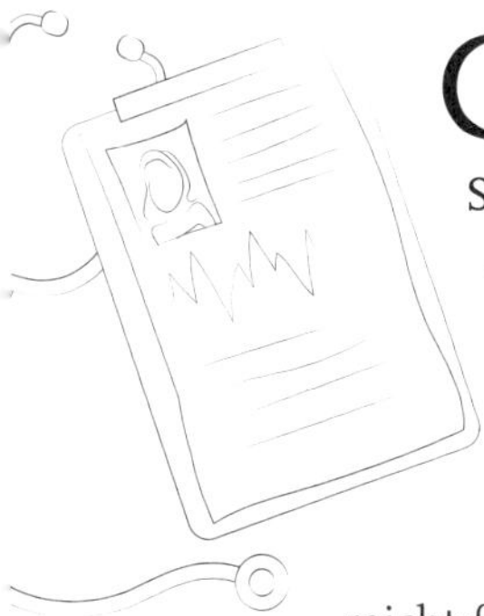

Gratulation! Ihr habt euch professionelle Hilfe gesucht und damit den wichtigsten Schritt für eure Blasengesundheit getan. Lasst euch einfach darauf ein und – ganz wichtig – schämt euch nicht. Und warum? Weil ihr und eure Blase es euch wert seid!

In der Regel bekommt ihr schon von der Sprechstundenhilfe ein Becherchen überreicht für eine erste Urinprobe. Hier wird schon mal nach möglichen Bakterien, Viren oder anderen Übeltätern gesucht beziehungsweise generell nach Stoffen, die in eurem Urin eigentlich nichts zu suchen haben. Danach folgt das Erstgespräch. Hier erkennt ihr direkt, ob ihr es mit einer überzeugenden Ärztin zu tun habt oder eben nicht. Wie läuft die Kommunikation? Wird gründlich nachgefragt und mitgeschrieben? Und das Aller-, Allerwichtigste: Werdet ihr ernst genommen? Ist das nicht der Fall und eure Ärztin belächelt euer Pinkelproblem als »typisches Frauenproblem, das eigentlich nur im Kopf stattfindet«, oder will euch direkt mit diversen Tabletten abspeisen, solltet ihr euch unbedingt eine andere Urologin suchen. Ich spreche hier leider aus Erfahrung.

Zuerst mal ist es wichtig, dass ihr eurer Ärztin vertraut. Fühlt ihr euch unwohl, scheut euch nicht, eine andere Praxis aufzusuchen, und davor, Empfehlungen einzuholen. Seid ihr Neulinge auf dem Gebiet der Blasenprobleme und habt (noch) keine Urologin an eurer Seite, ist es auch vollkommen o.k., erstmal eure Frauenärztin aufzusuchen. Die ist schließlich Spezialistin auf dem Gebiet des weiblichen Unterleibs.

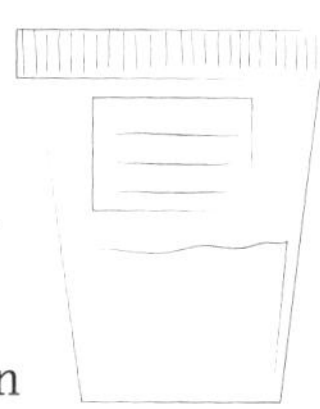

Zu Beginn der Untersuchung werdet ihr zu euren

eventuellen Vorerkrankungen befragt: Habt ihr öfter mit Rückenschmerzen zu kämpfen? Wann war die letzte OP. So kann sich die Ärztin schon mal ein erstes Bild von euch und eurem Körper machen und gewisse Dinge ausschließen oder sich genauer anschauen. Es folgt eine genaue Anamnese eures Pinkelproblems.

Macht euch auf folgende Fragen gefasst:

»Wann haben die Beschwerden angefangen?«
»Ist irgendetwas vorgefallen zu der Zeit?«
»Wie oft haben Sie unfreiwillig Harn verloren?«
»Wie viel war das in etwa?«
»Tragen Sie Einlagen zum Schutz?«
»Wenn ja, wie oft müssen diese gewechselt werden?«
»Haben Sie Probleme mit Ihrem Stuhlgang?«
»Wie ist es so um ihr Sexualleben bestellt?«
Und so weiter ...

Klar sind diese Fragen erstmal gewöhnungsbedürftig und unangenehm, aber ihr solltet sie unbedingt ehrlich beantworten.

Nach dem Anamnesegespräch geht es weiter mit der Untersuchung von Nieren, Blase und Geschlechtsorganen. Durch Tasten und Drücken kann die Ärztin checken, ob die Organe richtig liegen, eventuell geschwollen sind oder die Haut darüber gerötet ist. Die Blase ist übrigens bei einer Füllmenge von 150 Millilitern äußerlich fühlbar, bei 500 Millilitern wölbt sie sich nach außen, so dass sie mit bloßem Auge sichtbar ist (je nachdem, wie viel Bauchspeck die Sicht erschwert). Um sich ein besseres Bild zu machen, werden die Organe nochmal via Ultraschall beurteilt. Wie groß ist eure Blase? Wie dick ist die Blasenwand? Sind Harnsteine zu erkennen? Oder vielleicht Zysten? Arbeiten die Nieren richtig? Funktionieren beide gleich gut, kann der Urin normal abfließen und so weiter. Da eure Blase vor der Untersuchung in der Regel leer sein sollte (ihr habt schließlich eine Urinprobe abgegeben), kann die Urologin nun via Ultraschall auch feststellen, ob sie tatsächlich ordnungsgemäß geleert wurde oder Restharn zurückgeblieben ist.

Für die Untersuchung der Geschlechtsorgane nehmt ihr auf dem typischen breitbeinigen Behandlungsstuhl Platz. Zuerst wird sich die Urologin eurer Harnröhre sowie dem Schließmuskel und

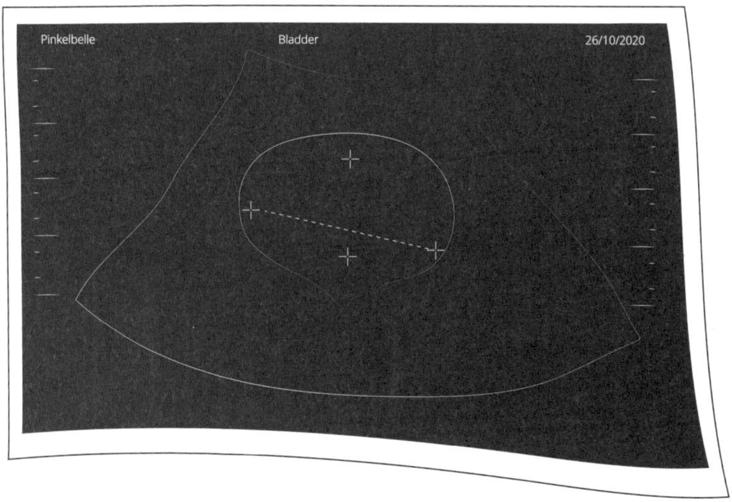

Beckenboden widmen und zwar entweder mit den Fingern oder aber mit einem sogenannten Perineometer. Das ist ein kleines Gerät mit einer dildoartigen Applikation, die in die Vagina eingeführt wird, um eure Beckenbodenmuskulatur zu messen. Nun sollte noch nach einer eventuellen Senkung der Gebärmutter, Blase oder Vagina geschaut werden.

Anschließend geht's ans Eingemachte: eine Druckmessung oder Abstriche aus der Harnröhre. Da kann einem schon mal mulmig ums Herz und die Blase werden. Aber keine Angst, wir gehen hier die gängigsten Untersuchungen Schritt für Schritt durch.

++ Das Miktionstagebuch

Das erste, was eure Urologin von euch haben will, ist ein sogenanntes Miktionstagbuch. Bitte was? Ein Tagebuch übers Pinkeln? So nach dem Motto »Liebes Tagebuch, heute war ein nicht so toller Tag, meine Blase hat mich wieder in den Wahnsinn getrieben …« Nein, so romantisch und kreativ ist das Miktionstagebuch nicht gehalten. Nicht umsonst nennt man es auch Miktionsprotokoll. Es handelt sich nämlich um eine schnöde Excel-Tabelle, die ihr penibel mit Zahlen und Fakten füllen sollt.

Durch das Miktionstagebuch, von mir liebevoll Pinkel-Papers getauft, können Auffälligkeiten beim Trink- und Toilettenverhalten festgestellt werden. Damit das auch richtig klappt, listet ihr hier genau auf, wie viel ihr getrunken habt, wann ihr aufs Klo gegangen seid, wie viel Urin dabei euren Körper verlassen hat, wie groß der Druck war, ob eventuell sogar etwas danebengegangen ist und so weiter. Ab jetzt ist ein kleiner Messbecher, mit dem ihr die exakte Milliliter-Menge eures Urins messt, euer neuer Toiletten-Buddy.

Jap, das ist ziemlich nervig und anstrengend. Noch schwieriger wird die Sache natürlich, wenn ihr in einem Großraumbüro mit Gemeinschaftstoiletten arbeitet. Klar, dass sich die Kolleg*innen da eventuell wundern, wenn ihr alle zwanzig Minuten mit einem kleinen Messbecherchen auf die Toilette verschwindet und danach hektisch irgendwas in eine Tabelle eintragt. Macht es euch einfacher und erzählt euren liebsten Coworkern von eurem Pinkelproblem. Dann fallen unangenehme Fragen automatisch weg und ihr kommt euch nicht mehr so beobachtet vor.

Wie lange ihr dieses Miktionstagebuch führt, hängt ganz von eurer Ärztin ab. Am Anfang reichen schon etwa drei Tage, um zu reflektieren, wie oft und wie dringend ihr wirklich auf die Toilette müsst. Anhand dieser Angaben kann euer Krankheitsbild nun leichter eingeschätzt und bewertet werden. Auch für euch kann es wertvoll sein, mal schwarz auf weiß zu sehen, wie viel ihr trinkt und wie oft ihr deswegen auf die Toilette müsst.

Daneben könnt ihr so auch eventuelle Rückschlüsse bekommen, welche Getränke euch besonders oft aufs Klo schicken. Startet ihr dann eine medikamentöse Therapie und nehmt Tabletten ein, die euren Pinkeldrang zügeln sollen, könnt ihr durch das geführte Protokoll besser erkennen, ob und wenn ja wie gut die Wirkung der Medikamente wirklich ist. Es ist also wirklich wichtig, dass ihr die Sache mit dem Pinkelprotokoll sehr ernst nehmt.

MIKTIONSTAGEBUCH PINKELBELLE

DATUM 1. TAG ..../..../....   WOCHENTAG ....

UHRZEIT	HARNMENGE WIE VIEL IN ML	TRINKMENGE WIE VIEL IN ML	TRINKMENGE WAS	UNFREIWILLIGER HARNABGANG

++ *Der Harnröhrenabstrich*

Der Harnröhrenabstrich funktioniert ähnlich wie auch der gynäkologische Abstrich bei der Frauenärztin – nur dass eben nicht Gebärmutterhals und Muttermund, sondern die Harnröhre untersucht wird. Gesucht werden zum Beispiel Ureaplasmen oder Chlamydien. Denn ja, auch die können Probleme in der Blase verursachen. Dafür muss die Ärztin mit dem Wattestäbchen »tiefer« rein. Damit am Ende auch genug Gewebe zur Untersuchung vorliegt, muss ordentlich abgestrichen oder geschabt werden. Ja, das ist unangenehm und ja, es tut weh. Es gilt leider die Devise »Augen zu, Schließmuskel auf und durch«. Denkt immer daran, nur so kann euch am Ende geholfen werden. Da ihr und eure Blase nach dem Abstrich ziemlich fertig seid, kann es sein, dass ihr danach noch leichte Schmerzen beim Wasserlassen habt und ab und zu auch etwas Blut abgeht. Nicht erschrecken, das ist normal.

++ *Die Urodynamik*

Wird bei diesem Abstrich nichts gefunden, was eure Blasenprobleme erklären könnte, bietet es sich an, dass eure Ärztin eine sogenannte Urodynamik durchführt. Das passiert entweder direkt in der Praxis oder aber, ihr werdet in eine Klinik geschickt, die über das nötige Equipment verfügt. Bei der Urodynamik schaut sich die Ärztin die ableitenden Harnwege genauer an. Grob gesagt wird der Blasendruck gemessen, also wann und wie stark sich euer Blasenmuskel zusammenzieht. Bevor es losgeht, wird anhand eines Urintests gemessen, ob ihr eventuell unter einer Infektion oder Ähnlichem leidet – dann kann die Untersuchung nämlich nicht durchgeführt werden.

Bitte nicht erschrecken: Ihr bekommt zwei dünne Katheter, also Sonden, eingeführt. Eine vorne über die Harnröhre in die Blase, einen hintenrum in den Enddarm – jap, durch den Po. Das muss sein, um den Druck zu messen, der von außen auf die Blase einwirkt, wenn wir zum Beispiel pressen oder husten. Daneben bekommt ihr noch Sensoren auf die Haut geklebt, die die Muskelkontraktionen der Blase und des Schließmuskels tracken. Jetzt wird eure Blase durch die Sonde langsam mit lauwarmer Kochsalzlösung gefüllt. Das merkt man am Anfang nicht, je voller die Blase aber wird, desto stärker wird logischerweise auch der Harndrang. Durch die Sensoren auf der Haut kann nun gemessen werden, wie extrem sich euer Blasenmuskel bei einer bestimmten Menge Kochsalzlösung zusammenzieht und so den Druck auf den Schließmuskel erhöht.

In der Regel findet diese Untersuchung auf einer Art Toilettenstuhl statt. Der Urin, also die Kochsalzlösung, die ihr nicht halten könnt, läuft also nicht auf den Boden oder den Stuhl, sondern in einen Eimer. Hier kann auch direkt gecheckt werden, ob und wenn ja wie viel Urin ihr unabsichtlich verliert. Während der gesamten Untersuchung werden die Messwerte aufgezeichnet und im Anschluss ausgewertet. Am Ende wissen die Ärztinnen so genau, wie sich eure Blase verhält, sobald sie sich füllt.

++ *Die Uroflowmetrie*

Bei der Uroflowmetrie wird gemessen, mit wie viel Kraft und Geschwindigkeit euer Urin die Blase verlässt. Durchgeführt wird diese Untersuchung, um eventuelle Harnröhrenverengungen festzustellen. Unter uns: Diese Untersuchung ist die unproblematischste. Hier müsst ihr nämlich nichts anderes tun, als zu pinkeln. Und zwar in eine spezielle Toilette, die die Kraft eures Urinstrahls misst. So wissen die Ärztinnen danach genau, ob ihr normale, also gesunde Pinklerinnen seid, oder ob ihr vielleicht zu schnell oder zu langsam beim Wasserlassen seid.

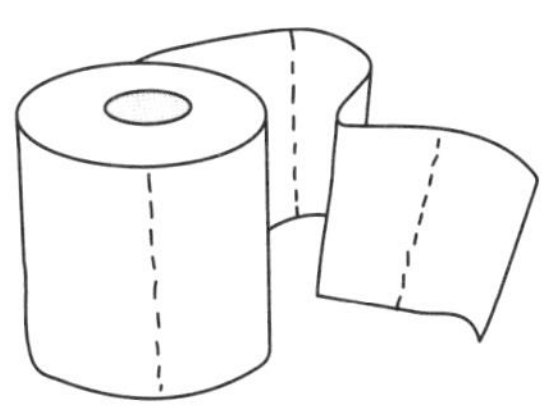

++ Miktionszystogramm: Harntrakt röntgen
Ihr schämt euch, vor fremden Menschen zu pinkeln? Dann werdet ihr an dieser Untersuchung eure wahre Freude haben. Not ... Hier werdet ihr dabei nämlich nicht nur beobachtet, ihr werdet geröntgt. Damit das richtig funktioniert und die Ärztinnen auch wirklich alles sehen, bekommt ihr ein Kontrastmittel mit einem Katheter in die Blase gespritzt. So kann genau beobachtet werden, was mit dem Urin im Blasenapparat passiert. Fließt er eventuell zurück in die Harnleiter? Bleibt Restharn zurück? Das alles kann durch die Zystourethrografie genauestens gecheckt werden.

++ Blasenspiegelung
Sind sich eure Ärztinnen unsicher, was eure Blase betrifft, und können keine Ursachen für das Problem finden, ist es nun an der Zeit, in euer Innerstes zu blicken. Und das tun Ärztinnen mit Hilfe einer Blasenspieglung. Hier wird ein spezielles Endoskop, das sogenannte Zystoskop, in die Harnröhre eingeführt, mit dem man sich in eurer Blase umschauen kann. In der Regel wird die Blasenspiegelung unter örtlicher Betäubung durchgeführt. Das heißt, euer Blaseneingang wird mit einem Betäubungsgel unempfindlich gemacht. Und, Girls, hier kommt uns die kurze Harnröhre zugute: Bei uns ist die Blasenspiegelung eine ziemlich einfache, kurze und – vor allem – schmerzfreie Angelegenheit. Ähnlich wie auch beim Harnröhrenabstrich ist euer Blasenapparat nach der Untersuchung ziemlich gereizt und angeschlagen. Brennen und allgemeines Unwohlsein sind deswegen normal. Hält dieses komische, unangenehme Gefühl aber länger als drei Tage an, sagt bitte umgehend in der Praxis Bescheid.

Nachdem alle Untersuchungen abgeschlossen sind, wird euch die Ärztin über die Ergebnisse aufklären und mit euch besprechen, wie es nun weitergeht mit euch und eurer Blase. Welche Medikamente helfen? Hilft euch spezielles Beckenbodentraining weiter?

Oder sollte euer Blasenproblem weiter untersucht werden? Geht die Urologin davon aus, dass euer Blasenproblem durch nicht intakte Nervenbahnen hervorgerufen wird, werdet ihr zu einer Neurologin überwiesen, um eure Wirbelsäule oder den Kopf via MRT oder CT checken zu lassen. Um zu testen, wie und ob eure Nieren noch richtig arbeiten oder beeinträchtigt sind, kann in der Radiologie auch eine sogenannte Nierenfunktionsszintigrafie durchgeführt werden. Hier wird nicht eure Wirbelsäule oder der Kopf durchleuchtet, sondern eure Nierentätigkeit: Sind die Nieren ausreichend durchblutet, arbeiten sie anständig und leiten den Urin weiter in die Blase und so weiter. Je nachdem, wie die Ergebnisse der Untersuchungen sind, werdet ihr weiter behandelt.

Alternative Behandlungsmöglichkeiten

Ihr habt eure Blase auf Herz und Nieren checken und so gut wie jede Behandlung über euch ergehen lassen, aber nichts hat so wirklich geholfen? Leider ist wohl über die Hälfte der Blasenprobleme – inklusive der wiederkehrenden Blasenentzündung – seelisch bedingt.

Statt eines jahrelangen, anstrengenden Leidenswegs solltet ihr euch vielleicht auch nach anderen Behandlungsmöglichkeiten umsehen.

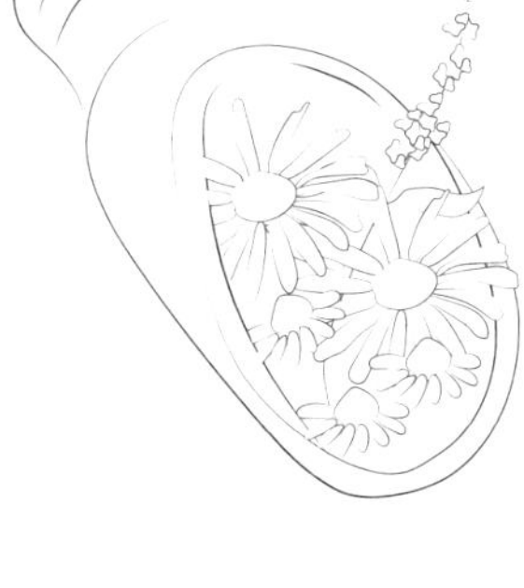

++ *Psychologische Hilfe*

Jaja, die »Sprache des Körpers zu verstehen« ist gar nicht so einfach, obwohl wir mit und in ihm leben. Und oft verhält es sich so: Läuft etwas schief in unserem Leben, was wir vielleicht nicht wahrhaben wollen und verdrängen, versucht der Körper, uns das Problem auf andere Art und Weise mitzuteilen. Wie genau, das ist natürlich bei jeder Person anders. Die einen leiden plötzlich unter Kopfschmerzen, Schlafstörungen, Verdauungsbeschwerden. Andere verwandeln sich zurück in ihr Pubertäts-Ich und bekommen es mit irritierter Haut und richtig fiesen Akne-Schüben zu tun. Und bei anderen spielt eben die Blase verrückt. Kein Wunder, dass die Reizblase eine der häufigsten Frauenkrankheiten ohne eine medizinische Ursache ist. Ihr leidet schon länger an einem Blasenproblem, ohne dass Ärztinnen die Ursache finden und helfen konnten? Dann schaut doch mal genauer hin. Was stört euch vielleicht schon länger? Fresst ihr Frust bei der Arbeit oder in eurer Beziehung in euch hinein? Oder andersrum: Ihr hättet sehr gerne eine Beziehung, es klappt aber einfach nicht? All das können Ursachen sein, die den Körper stressen, ohne dass ihr es direkt mitbekommt. Wie sagte mein Osteopath einst: »Dein Körper ist eine Megamaschine, die alles tut, um Muddi zu beschützen.« Es lohnt sich in jedem Fall, mit eurer Ärztin zu sprechen und euch gegebenenfalls psychologische Hilfe zu holen.

Daneben ist es sinnvoll, euren kompletten Lifestyle zu entschleunigen. Atmet tief ein und aus, schließt die Augen und fühlt in euch hinein. Hört auf euren Körper und seine Bedürfnisse (was heißt seine, es sind ja eure). Meditiert, macht Yoga oder malt Bilder. Töpfert, geht spazieren und hört den Vögel zu. Egal was, tut einfach das, was euch näher zu euch bringt und euch entspannt.

++ Traditionelle Chinesische Medizin

Laut der Traditionellen Chinesischen Medizin, kurz TCM, entstehen Probleme mit und in der Blase oft, weil das Yin und Yang, also unsere weibliche und männliche Energie, nicht im Einklang sind. Daneben kann eine Disharmonie im Blasen- oder Nieren-Qui bestehen, also in der spezifischen Energie dieser Organe. Dagegen kommen bei der Traditionellen Chinesischen Medizin bestimmte Heilkräuter oder Akupunktur zum Einsatz. Aber keine Angst, die winzigen Nädelchen merkt man gar nicht. Lasst euch einfach darauf ein und vertraut eurer Ärztin. Ob und wenn ja in welcher Höhe die Kosten der Behandlung von eurer Krankenkasse übernommen werden, solltet ihr dringend vorab klären.

++ Akupressur

Anders als bei der Akupunktur wird hier nur mittels der Finger Druck auf bestimmte Körperstellen ausgeübt. Auch hier werden Energieströme in Gang gesetzt, die bestimmte körperliche Probleme lindern oder heilen sollen. Die Akupressur- oder Akupunkturpunkte für körperliche Probleme liegen dabei an ganz anderen Stellen des Körpers. Die der Blase werden im Ganzen als Blasenmeridian bezeichnet, was ein ziemlich großes Areal abdeckt. Er beginnt etwas seitlich vom inneren Augenwinkel, zieht sich über den Kopf in den Nacken zum Rücken. Hier läuft er in zwei getrennten Strängen weiter, über die Außenseite der Beine und die Füße, und endet schließlich am äußeren Fußrand über den Ballen am Nagel des kleinen Zehs. In der Praxis kann die Ärztin natürlich euren kompletten Meridian bearbeiten und bedrücken.

Ihr könnt euch aber auch zuhause völlig kostenlos darum kümmern. Sehr wichtig für die Blasengesundheit ist zum Beispiel der Punkt Blase 60, der sich am äußeren Fußgelenk zwischen Knöchel und Achillessehne befindet. Kleiner Pluspunkt: Übt ihr Druck auf diesen Punkt aus, wirkt ihr so auch Kopf- oder Nackenschmerzen entgegen. Massiert diese Stelle einfach etwa zehn Sekunden, indem ihr mit Zeigefinger oder Daumen langsam und gleichmäßig den Druck erhöht. Dann lockerlassen, kurz warten und wieder eine Druckmassage an diesem Punkt ausüben. Das macht ihr so lange, wie ihr Lust, Zeit und Muße habt. Mindestens fünfmal sollte aber schon drin sein. Lasst euch am besten von eurer Akupresseurin beraten.

++ *Osteopathie bei Problemen mit der Blase*

Laut Osteopathinnen braucht die Blase wie jedes Organ genügend Platz und Bewegungsfreiheit, um sich wohlzufühlen und die volle Leistung zu erbringen. Wird unsere Blase durch andere Organe, Verwachsungen, Faszienstrukturen, Bänder oder Muskeln bedrängt und eingeschränkt, gerät sie unter Druck und fängt an zu streiken. Wir leiden unter Entleerungsstörungen, einer Reizblase oder werden vielleicht häufiger von einer Blasenentzündung heimgesucht.

Osteopathinnen versuchen unsere Blase durch Palpieren, also eine bestimmte Technik des Handauflegens, wieder ins Lot zu bringen. Um die Ursache für Probleme mit der Blase herauszufinden, begutachten Osteopathinnen die anatomischen und physiologischen Hintergründe und Besonderheiten jedes Körperteils und Organs. Der Übeltäter könnte überall sein. Im Kiefer zum Beispiel. Wer unter einer Fehlstellung leidet, bei dem kann sich der Druck nach unten auf das Becken auswirken, was dann wiederum erhöhten Druck auf die Blase ausübt. Oder unser Knie. Das ist über Bindegewebszüge über die Oberschenkel mit unserem Becken verbunden und kann so zu Fehlstellungen führen, was die Blase auf Dauer stresst und Funktionsstörungen auslösen kann.

Ähnlich wie die anderen hier aufgeführten Behandlungsmethoden, tragt ihr auch die Kosten für eine osteopathische Behandlung in der Regel selbst. Verschiedene Krankenkassen übernehmen aber einen gewissen Teil. Checkt das am besten vorher ab.

5.

Noch ganz dicht? Blasenschwäche und Inkontinenz

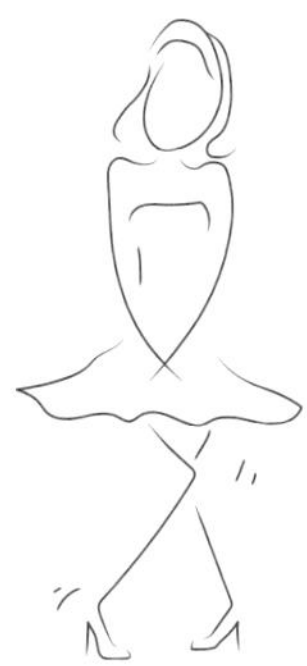

Inkontinenz ... wow, was für ein Tabuthema! Offen darüber zu sprechen, dass man es vielleicht mal nicht rechtzeitig auf die Toilette geschafft hat? Auf gar keinen Fall. Das letzte Mal, dass wir »offiziell« in die Hose gemacht haben, war im Kindergarten- oder Grundschulalter. Und da kümmerten sich in der Regel Mama und Papa rührend um uns – kein Grund, sich zu schämen. Und jetzt? Jetzt schämen wir uns natürlich wie blöde, wenn mal was danebengeht und ein Teil des Urins nicht in der Schüssel, sondern in der Hose landet. Dabei sind wir viele!

Schätzungen der Deutschen Kontinenz Gesellschaft zufolge leiden alleine in Deutschland etwa 10 Millionen Menschen unter Inkontinenz. Und darunter sind längst nicht mehr nur Omis und Opis, die ihr Vorteilspack Windeln in Drogeriemärkten heimlich versteckt aufs Kassenband legen. Immer mehr junge Menschen unter 75 klagen über unfreiwilligen Harnverlust. Laut der Deutschen Kontinenz Gesellschaft leiden etwa 10 Prozent der unter 20-Jährigen unter Inkontinenz, ab 30 Jahren sind es dann schon 20 Prozent und so weiter.

Wie viele Menschen da draußen aber tatsächlich von Inkontinenz und Blasenschwäche betroffen sind, lässt sich schwer sagen, die Dunkelziffer ist vermutlich hoch. Warum? Nun, weil angenommen wird, dass nicht mal die Hälfte der undichten Menschen eine urologische Praxis besucht, um das Problem anzusprechen und behandeln zu lassen. Die Scham, sich »zu outen«, ist einfach zu groß. Laut einer Studie des Medizin- und Pflegeproduktherstellers Paul Hartmann AG vermeiden 39 Prozent der Betroffenen sogar, das Problem mit ihrem Partner oder ihrer Partnerin zu besprechen,und ganze 45 Prozent haben deswegen ein eingeschränktes Sexualleben.

Zeit also, endlich das Schweigen zu brechen. Denn ja, eine undichte Blase kann behandelt werden. Man muss nur wissen, wie.

Die Inkontinenz kann in verschiedene Arten eingeteilt werden, die zwar ziemlich unterschiedlich sind, aber alle das gleiche Endergebnis haben: eine nasse Hose. Die gängigsten Formen dabei sind die Belastungsinkontinenz, die Dranginkontinenz und eine Mischung aus beiden, die sogenannte Mischinkontinenz.

Die Belastungsinkontinenz aka der Uups-Moment

Bei der Belastungsinkontinenz liegt das Problem nicht in der Blase selbst, sondern im Beckenboden. Der Schließmuskel ist zu schwach und kann schon geringem Blasendruck nicht mehr standhalten. Das heißt, Betroffene verlieren Urin, ohne dass sie davor einen Pinkeldruck verspüren. Tröpfchen oder sogar ganze Urinladungen landen einfach ohne Vorankündigung in der Hose. Gerade bei körperlicher Arbeit, wie etwa Heben oder Hüpfen, aber auch bei Kleinigkeiten, wie Niesen, Husten oder sogar Lachen, kann etwas Urin abgehen. Ist die Inkontinenz richtig stark ausgeprägt, verlieren Betroffene sogar im Liegen, also in einer total entspannten Situation Urin.

Ihr ahnt es schon: Bei uns Frauen wird der Beckenboden von Natur aus stärker beansprucht als bei den Männern, daher sind wir auch häufiger von der Belastungsinkontinenz betroffen. Unfair, nicht wahr? Die Ursache dafür liegt in der Anatomie des weiblichen Beckens. Der Beckenboden trägt und stützt wichtige Organe wie die Gebärmutter. Sie wird in der Schwangerschaft weicher und elastischer und während der Geburt ziemlich in Mitleidenschaft ge-

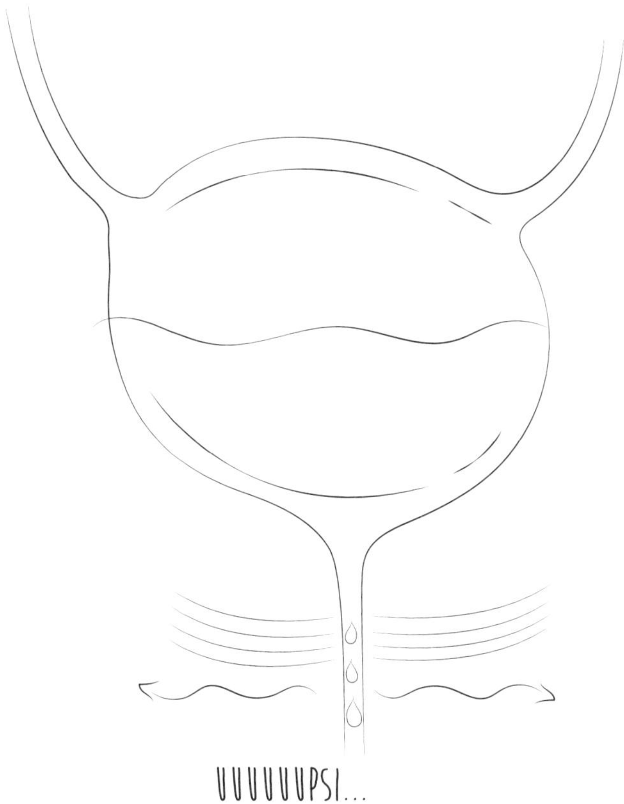

zogen. Werden dann in den Wechseljahren die Östrogene weniger, wird der Beckenboden nicht mehr so gut durchblutet, was ihn schwächer werden lässt.

Aber auch das Alter setzt unserem Beckenboden mit der Zeit ziemlich zu. Zwischen unserem 30. und 80. Lebensjahr schrumpfen die Muskelfasern unserer Schließmuskulatur um satte 65 Prozent. Wir haben dann also weniger als die Hälfte der Kraft untenrum. Tja, Falten im Gesicht oder ein nicht mehr ganz so straffer Po sind ein Klacks dagegen. Außerdem spielen auch ein schwaches

Bindegewebe und Übergewicht eine wichtige Rolle im Belastungsinkontinenz-Game.

Ist der Beckenboden zu schwach, kann er neben dem Einhalten des Urins auch eine weitere wichtige Aufgabe nicht mehr wirklich übernehmen: das Halten und Stützen der verschiedenen Organe. Auch das kann zu Blasenproblemen und Inkontinenz führen. Im Fachjargon spricht man dann von einer Organsenkung.

++ *Blasenprobleme und Inkontinenz durch Senkungen der Gebärmutter, der Blase oder anderer Organe*

Die Organe, die ganz gerne mal weiter nach unten rutschen, sind die Gebärmutter, der Mastdarm und die Blase selbst. Und warum tun sie das? Normalerweise werden unsere Organe durch mehrere Haltevorrichtungen wie Bänder, Bindegewebe und eben den Beckenboden schön gehalten. Ganz nach dem Motto: sitzt, passt, wackelt und hat Luft. Durch Schwangerschaft und Geburt, ein allgemein schlechtes Bindegewebe, Übergewicht oder Hormonschwankungen können diese Halterungen aber lockerer und schwächer werden und die Organe nicht mehr so gut halten. Die Folge: akute Rutschgefahr nach unten! Symptome dieser Senkungen können Unterleibs- und Rückenschmerzen sein sowie eine Art Fremdkörpergefühl im Unterleib, das leicht nach unten zieht. Vielleicht so ähnlich wie ein voller Tampon, der dringend gewechselt werden sollte.

Weil die Organe durch die Haltevorrichtungen quasi aneinandergekettet sind, bedeutet das: rutscht ein Organ, rutschen die anderen ohne Behandlung bald auch. Mitgehangen, mitgefangen quasi.

Wird die Senkung nicht behoben, der Beckenboden leiert also immer weiter aus, kann es passieren, dass eines der betroffenen Organe so weit hinunterrutscht, dass es aus der Vagina hinausragt und man es von außen mit bloßem Auge sehen kann. Das nennen Ärztinnen dann einen Blasen-, Gebärmutter- oder Scheidenvorfall (je nachdem, welches Organ betroffen ist).

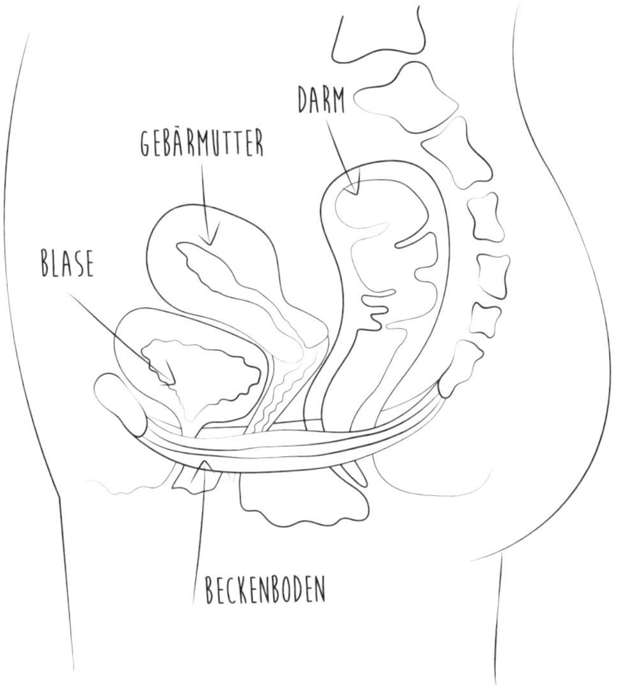
DARM
GEBÄRMUTTER
BLASE
BECKENBODEN

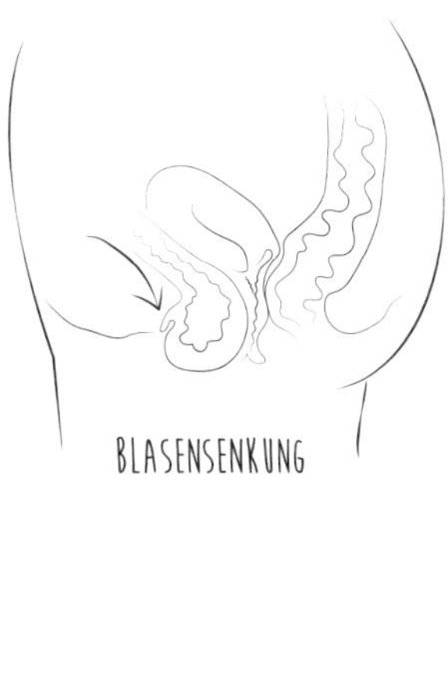
BLASENSENKUNG

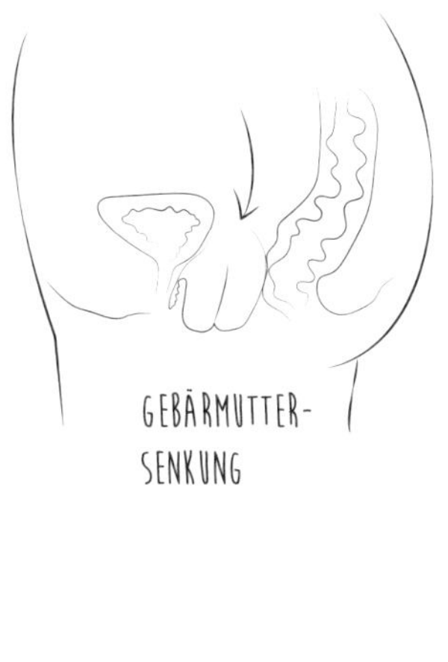
GEBÄRMUTTER-
SENKUNG

Und ihr ahnt es sicher schon: So eine Senkung der verschiedenen Organe im Unterbauch hat einen erheblichen Einfluss auf unsere Blase und den Beckenboden. Sinkt die Blase selber ab, kann das zu Schwierigkeiten beim Wasserlassen oder -halten führen. Sind es die weiter oben gelegenen Organe wie der Beckenboden, drückt der beim Sinken auf die Blase. Sie reagiert dann mit Entleerungsstörungen oder Reizungen. Laut Expertinnen hat jede zweite Frau, die unter einer leichten Beckenbodensenkung leidet, mit einer zu schwachen Blase und damit einhergehender Inkontinenz zu tun.

Wie erwähnt tritt das Phänomen der sinkenden Organe häufig nach Schwangerschaften und Geburten auf, kann aber auch durch Übergewicht, Hormonschwankungen oder einem zu schwachen Bindegewebe auftauchen (und wir dachten, Cellulite wäre das Schlimmste, was einem schwachen Bindegewebe passieren kann).

Um festzustellen, ob euer Blasenproblem auf eine Senkung zurückzuführen ist, tastet die Ärztin eure Organe im Becken von außen und über die Vagina ab. Hier kann schon herausgefunden werden, ob alles an seinem vorgesehenen Platz sitzt. Um auch die Organe des hinteren Beckens ausreichend zu begutachten, wird eure Ärztin auch eine kurze Tastuntersuchung des Darms vornehmen, indem sie euch mit dem Finger im Po herumfuhrwerkt. Die Hafenrundfahrt ist in einer urologischen Praxis nicht nur den Männern vorbehalten.

Wird euer Beckenboden von anderen Organen nach unten gedrückt, könnt ihr das Problem mit sogenannten Pessaren wieder geraderücken. Das ist eine Art Silikon-Tampon in Würfel-, Ring- oder Schalenform, der in die Vagina eingesetzt wird. In der Scheidenwand entsteht durch die spezielle Form und Anpassung der Pessare dann ein Vakuum, das sie stützt und so das Absinken verhindert. Vom Tragekomfort fühlt sich so ein Pessar nicht anders an als ein Tampon oder eine Periodentasse. Ihr werdet es also gar nicht oder kaum merken. Tragen könnt ihr das Pessar, so lange ihr wollt, nachts zum Schlafen solltet ihr es aber auf jeden Fall entfernen und gründlich reinigen.

Apropos Entfernen: Das funktioniert etwas anders als bei Tampon oder Periodentasse. Durch das entstandene Vakuum sitzt es nämlich fester und kann nicht einfach mit einem Ruck herausgezogen werden (Achtung: akute Schmerz- und Verletzungsgefahr!). Bevor ihr das Pessar herauszieht, solltet ihr einen Finger in die Vagina einführen und vorsichtig einmal um das Pessar herumfahren. So löst ihr das Vakuum und könnt das Pessar nun leichter herausziehen.

Schwerere Fälle (also im wahrsten Sinne des Wortes) können mit verschiedenen OPs behandelt werden. So können bestimmte Gewebenetze in die Vagina montiert werden, die den Beckenboden und die Organe unterstützen.

Welches dieser verschiedenen Verfahren euch am besten hilft, hängt davon ab, wie alt ihr seid, ob ihr schon Kinder bekommen habt und wie schlimm oder weit fortgeschritten eure Senkung ist. Hier wird euch eure Ärztin am besten beraten.

Damit es aber erst gar nicht so weit kommt und eure Organe dort sitzen bleiben, wo sie hingehören, ist Beckenbodentraining das A und O. Je besser euer Beckenboden, also das Mutterschiff, das Auffangbecken, das alle Organe hält, trainiert und gepflegt ist, desto sicherer sitzen Gebärmutter, Blase und Co. in eurem Körper.

++ *Beckenbodentraining*

Das Gute an der Belastungsinkontinenz? Durch gezieltes Beckenbodentraining kann man sie ganz gut in den Griff bekommen. Durch den Aufbau der Beckenbodenmuskeln wird die Kraft sowie die Dicke gestärkt und das Zusammenspiel von Nerven und Muskeln verbessert. Betroffene können den Schließmuskel besser dicht halten und sind wieder in der Lage, dem Blasendruck standzuhalten, ohne dass beim Husten, Niesen oder Hüpfen etwas danebengeht. Welches Training euren Beckenboden am besten wieder auf Vordermann – oder besser gesagt Vorderfrau bringt, können euch geschulte Physiotherapeutinnen erklären. Es gibt welche, die sich auf Funktionsstörungen des Beckenbodens spezialisiert haben. Physio Pelvica nennt sich dieses Fachgebiet. Fragt am besten in eurer »normalen« Physiotherapie- oder Orthopädiepraxis nach.

++ *Mit Biofeedback mehr Kontrolle*

Biofeedback ist eine Therapiemethode, bei der Patientinnen durch Rückmeldung lernen sollen, unbewusste Körpervorgänge besser wahrzunehmen. Das bietet sich natürlich super für den Beckenboden an. Hier arbeitet ihr mit einer kleinen Sonde, die ihr euch einführt und die euch durch Vibrationen, Pieptöne oder aufblinkende Lichter genau anzeigt, wie intensiv ihr euren Schließmuskel anspannen und danach entspannen sollt. Führt ihr das Biofeedback in einer Praxis durch, könnt ihr das An- und Entspannen eures Beckenbodens live beobachten. Hier ist die Sonde nämlich oft an einen Screen anschlossen, eine Art Sinuskurve zeigt an, wie stark oder schwach ihr gerade anspannt. Es hat was von einem Videospiel, was das sonst doch eher schnöde Beckenbodentraining etwas spannender und lustiger macht.

++ *Hold it: Vaginalkonen*

Daneben bieten sich auch Vaginalkonen an, die ihr in die Scheide einführt und mit euch herumtragt. Damit dieser Konus nicht rausrutscht, spannt ihr reflexartig den Beckenboden an und trainiert ihn so. Die Tampon-ähnlichen Konen gibt es in verschiedenen Gewichtsklassen zwischen 20 und 100 Gramm, so dass ihr euren Beckenboden immer weiter und stärker trainieren könnt. Wie beim Boxen startet ihr quasi mit dem Fliegengewicht und arbeitet euch bis zum Schwergewicht hoch.

Unter Strom mit Elektrostimulation

Das Beckenbodentraining könnt ihr wunderbar mit einer Elektrostimulation kombinieren. Das Coole dabei? Ihr müsst aktiv gar nichts tun. Einfach die Elektrosonde einführen, einschalten, zurücklehnen und entspannen. Durch die Elektroimpulse werden die verschiedenen Muskeln des Beckenbodens aktiviert, so dass diese sich zusammenziehen. Für ein optimales Training gegen die Inkontinenz wird er mit Stimulationsfrequenzen zwischen 20 und 50 Herz mit einer Dauer von 0,1 und 0,3 Millisekunden getriggert. Das vibriert und zieht vielleicht etwas, sonst merkt ihr nichts. Für ein optimales Ergebnis solltet ihr euren Beckenboden ein- bis zweimal täglich mit dem Elektrostimulator bearbeiten und das etwas 15 bis 20 Minuten lang – perfekt für die Lieblingsserie.

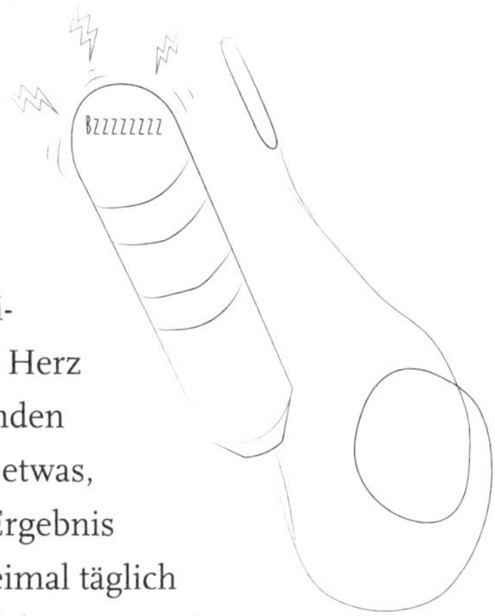

Mit Medikamenten gegen die Belastungsinkontinenz

Als Ergänzung zum Beckenbodentraining gibt es auch Medikamente, die eine Belastungsinkontinenz lindern können. Ist euer Beckenboden wegen eventueller Hormonschwankungen und Östrogenmangel etwas eingerostet, kann mit Hormonzäpfchen geholfen werden, die ihr euch vaginal einführt. So soll die Schleimhaut wieder aufgebaut und gepusht werden.

Daneben werden Medikamente mit dem Wirkstoff Duloxetin angeboten. Diese werden neben der Belastungsinkontinenz auch gegen Depressionen eingesetzt. Duloxetin wirkt zentral auf das Rückenmark und unterstützt dort über die Nerven den Beckenboden, indem es die Konzentration von Serotonin und Noradrenalin erhöht.

++ Letzter Schritt: eine OP
Bringen diese Therapieansätze nichts, Beckenbodentraining, Reizstromtherapie und Medikamente wirken nicht, kann die Belastungsinkontinenz auch operativ behandelt werden. Meistens kommen hier Vaginalschlingen zum Einsatz, die unter der Harnröhre montiert werden. Diese Schlingen fungieren wie eine Art Hängematte, in der es sich die Harnröhre so richtig schön gemütlich macht. Durch die Stabilisierung der Harnröhre wird der Beckenboden entlastet, was die Inkontinenz verbessert. Ob diese Art der Operation für euch in Frage kommt, wird eure Ärztin mit euch besprechen.

Und übrigens: Geht euch bei körperlicher Anstrengung mal was daneben, ist das noch kein Grund zur Sorge. Arbeitet der Körper auf Hochtouren, ist es gar nicht so selten, dass auch kontinente Frauen etwas Urin verlieren. Laut Studien kennt über die Hälfte der Spitzensportlerinnen und Tänzerinnen das Gefühl, in gewissen Situationen aus Versehen Wasser zu lassen. 60 Prozent tragen Einlagen, um sich vor diesem kleinen Malheur zu schützen. Bei den Trampolinspringerinnen sind es sogar noch mehr, nämlich 80 Prozent.

»It's urgent!«: die Dranginkontinenz

Bei der Dranginkontinenz kann es zu unfreiwilligem Urinabgang kommen, weil der Drang einfach zu groß ist. Und das, obwohl die Blase noch gar nicht voll ist. Anders als bei der Belastungsinkontinenz hat die Dranginkontinenz nichts mit einem zu schwachen Beckenboden zu tun, der den Urin nicht halten kann. Die Power geht hier von der Blase selber aus. Der Blasenmuskel zieht sich plötzlich so stark zusammen, dass selbst der stärkste Schließmuskel diesem Druck nicht standhalten kann, nachgibt und der Urin ausläuft. Man kann sich das Ganze vielleicht wie einen mittelalterlichen Angriff auf eine Burg vorstellen. Drinnen wird versucht, dem Angriff so lange wie möglich standzuhalten, draußen aber werden immer härtere Geschütze aufgefahren. Dann kommt der Rammbock zum Einsatz. Das Tor, in unserem Fall der Beckenboden, gibt irgendwann nach. Eine Horde Angreifer stürmt die Burg, wir machen uns in die Hose.

Blöderweise ist es oft so, dass die Dranginkontinenz nicht alleine auf den Plan tritt, sondern ihre beste Freundin, die Reizblase,

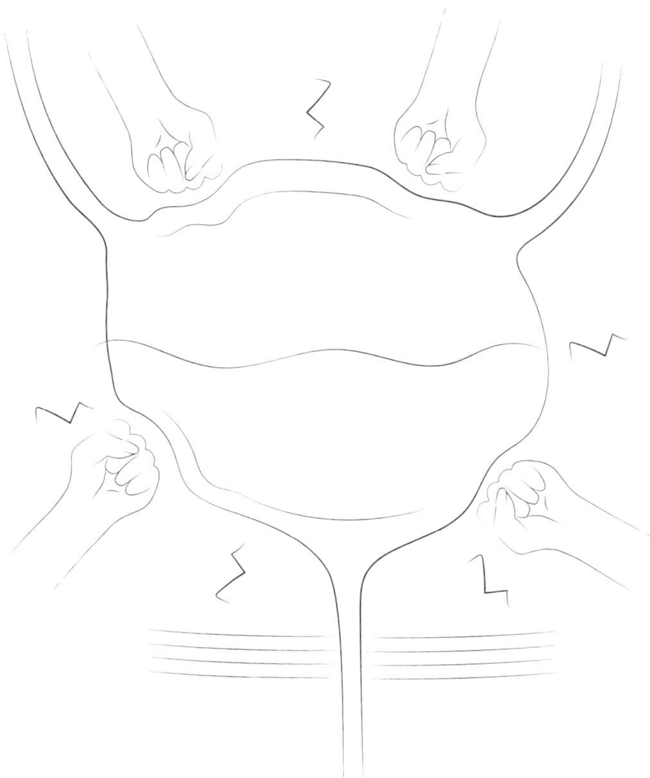

mitbringt. Das heißt, Betroffene müssen nicht nur alle zwei oder drei Stunden aufpassen, nicht in die Hose zu machen, sondern teilweise alle zwanzig Minuten. Und das natürlich in den ungünstigsten Momenten: an der Supermarktkasse, beim Vortrag oder während eines Dates im Park. Alles eher schwierige Situationen, um mal eben einen Turbosprint zur nächsten Toilette hinzulegen.

Es kann verschiedene Gründe haben, warum der Blasenmuskel sich plötzlich krampfhaft zusammenzieht.

++ *Die Rezeptoren in der Blase sind schuld*

Die Rezeptoren, die den Blasendruck messen, können verrücktspielen. Sie lügen die Nerven quasi an und übermitteln ihnen einen falschen Füllstand der Blase. Das Gehirn erhält diese Fehlinformation und gibt den Befehl zur sofortigen Entladung. Das Ergebnis: Wir müssen superdringend aufs Klo und nässen uns eventuell ein, wenn wir nicht rechtzeitig die Toilette erreichen. Ursache kann ein Östrogenmangel sein, der das Gleichgewicht der Blase aus der Bahn wirft. Oder ein nicht ausgeheilter Blaseninfekt oder eine Interstitielle Zystitis, die die Blasenwand geschädigt haben.

++ *Das Problem liegt an den Nerven*

Wie bei allen Problemen mit der Blase können natürlich auch hier die Nerven schuld sein, weil sie die Signale der Blasensensoren nicht richtig an unser Gehirn weiterleiten. Unser Gehirn bekommt so viel zu oft den Impuls, dass die Blase voll ist, dabei ist sie das gar nicht. Der Blasenmuskel zieht sich zusammen, wir müssen sofort die nächste Toilette ansteuern, sonst passiert ein Unglück. Der Grund für die Fehlinformation der Nerven können Verletzungen der Wirbelsäule, wie ein Bandscheibenvorfall, oder Nervenkrankheiten wie Parkinson oder Multiple Sklerose sein.

Ähnlich wie bei der Reizblase lässt sich auch hier häufig leider kein Grund finden. Das ist natürlich wahnsinnig deprimierend und nervenaufreibend. Gerade deswegen ist es wichtig, auch bei der Dranginkontinenz den psychosomatischen Aspekt genauer zu betrachten.

Je nachdem, was zu eurer Dranginkontinenz geführt hat, variieren die Therapiemethoden. Liegt das Problem an den Nerven, muss erst einmal die Grunderkrankung behandelt werden. Ob das durch Krankengymnastik, Massagen oder sogar eine OP passiert, wird eure Ärztin mit euch besprechen. Kommt die Dranginkontinenz durch eine Blasenentzündung oder die Interstitielle Zystitis, wird in diesen Bereichen nach den besten Heilungsmethoden gesucht. Liegt das Drangproblem eurer Blase an einem Östrogenmangel, können euch die Ärztinnen hier mit Hormonpräparaten helfen, die meistens in Zäpfchenform vaginal eingeführt werden, um ihre Wirkung so direkt an der zu behandelnden Körperstelle zu entfalten.

++ *Medikamente gegen die Dranginkontinenz*

Wird hingegen keine Erklärung für euer Pinkelproblem gefunden, gibt es verschiedene Medikamente, die euch Linderung und Entspannung verschaffen. Ähnlich wie bei der Reizblase können verschiedene Tablettentypen den Blasenmuskel entspannen und so den Pinkelreiz verzögern. Auch hier kommen die sogenannten Anticholinergika zum Einsatz, die sich auf die Rezeptoren in der Blase setzen und so verhindern, dass sich der Blasenmuskel zusammenzieht. Welche Tabletten für euch in Frage kommen, werdet ihr zusammen mit eurer Urologin herausfinden. Es gibt nämlich eine ganze Batterie an verschiedenen Produkten

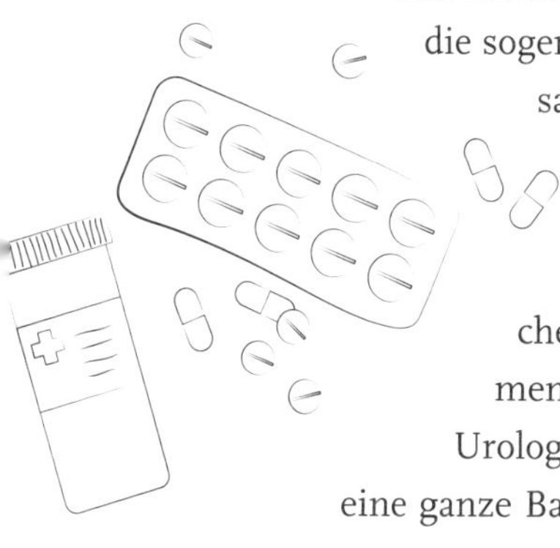

auf dem Markt. Bringen diese Medikamente keine Besserung oder rufen zu viele Nebenwirkungen auf den Plan, kann auch bei der Dranginkontinenz über eine Botoxbehandlung nachgedacht werden. Hier wird der Blasenmuskel durch das Nervengift beruhigt, so dass er sich nicht mehr so häufig zusammenzieht und euch auf die Toilette schickt.

++ *Beckenbodentraining ist immer gut!*
Obwohl die Dranginkontinenz nichts mit einem zu schwachen Beckenboden und Schließmuskel zu tun hat, ist es nie verkehrt, den Beckenboden zu trainieren. Je stärker euer Beckenboden, desto mehr Power muss der Blasenmuskel aufbringen, um euch eine nasse Hose zu bescheren. Daneben beschert euch ein kräftiger Beckenboden ein besseres Sexleben und sorgt für eine bessere und selbstsichere Körperhaltung. Deswegen: Work it, Ladies!

Bringen diese Therapieansätze keine Besserung, kann auch bei der Dranginkontinenz über einen Blasenschrittmacher nachgedacht werden. Dieser bringt die fehlerhafte Kommunikation zwischen den Nerven und dem Blasenmuskel wieder ins Lot. Durch elektrische Impulse, die der Schrittmacher an das Nervengeflecht des Beckenbodens sendet, zieht sich der Blasenmuskel erst dann zusammen, wenn wir bereit und auf der Toilette sind.

Kleiner Tipp: Um euch die Angst vor einem Malheur in der Öffentlichkeit zu nehmen, kann es durchaus helfen, auf saugfähige Einlagen zu setzen. So befindet sich eure Blase quasi ständig in der Safe-Zone, was psychologisch enorm entspannend sein kann.

Doppelt gemoppelt hält nicht besser: die Mischinkontinenz

Warum nur eine Inkontinenz, wenn man auch zwei haben kann, nicht wahr? Die Mischinkontinenz ist ein nerviger Mix aus Drang- und Belastungsinkontinenz. Heißt: Bei den Betroffenen tröpfelt es untenrum, sie verlieren Urin, weil der Beckenboden zu schwach ist. Daneben kennen sie aber auch das Gefühl des extremen, viel zu starken und plötzlich auftretenden Harndrangs, weil der Blasenmuskel zu stark ist und den Urin hinausdrückt. Na, herzlichen Glückwunsch!

Meistens wird mit der Behandlung der stärker ausgeprägten Inkontinenz begonnen. Das heißt aber nicht, dass ihr mit der anderen leben müsst. Nur eine Parallelbehandlung geht leider nicht.

Nässt ihr euch also öfter ein, weil euer Beckenboden undicht ist, ihr also an einer Belastungsinkontinenz leidet, wird auch hier der Therapieschwerpunkt gesetzt. Tritt eine Besserung ein, wird sich jetzt um die schwächere, aber natürlich trotzdem sehr nervige Dranginkontinenz gekümmert. Leider kann es aber passieren, dass sich einige Behandlungen kannibalisieren. Sprich, die Behandlung, die den zu starken Blasenmuskel abschwächt, kann sich gleichzeitig auch auf den Schließmuskel auswirken und damit negativ auf die Belastungsinkontinenz. Wichtig sind bei dieser doppelt gemoppelten Inkontinenz deswegen kundige Ärztinnen und jede Menge Geduld und Durchhaltevermögen.

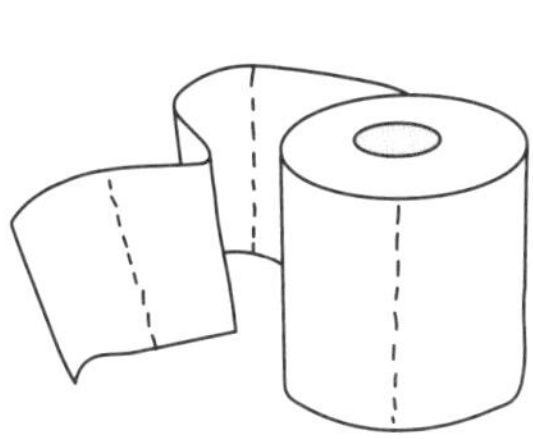

Der stete Tropfen …: die Überlaufinkontinenz

Bei der Überlaufinkontinenz oder auch Überlaufblase wird die Blase so voll, dass sie ausläuft, also quasi ständig vor sich hin tröpfelt. Die Besitzerinnen einer solchen Überlaufblase sind aber leider nicht in der Lage, die Blase normal zu leeren, denn auf dem Klo kommt immer nur eine geringe Harnmenge, so dass immer Restharn zurückbleibt. Ganz genau, sie leiden an einer Entleerungsstörung (Seite 116). Das ist nicht nur extrem unangenehm, es kann auch richtig gefährlich werden. Denn Restharn bietet ja den perfekten Nährboden für Bakterien und Keime, die wiederum zu Entzündungen führen können. Einer der häufigsten Gründe für die Überlaufinkontinenz ist eine vergrößerte Prostata, so dass – anders als bei der Belastungsinkontinenz – hier mehr Männer als Frauen betroffen sind.

Wenn die Blase unschuldig ist: die Reflexinkontinenz

Hier funktioniert die Abstimmung zwischen den Sensoren von Blasenwand, Gehirn und Blasenmuskel nicht mehr richtig, so dass sich der unkontrolliert zusammenzieht. Im Unterschied zur Dranginkontinenz hat die Reflexinkontinenz – wie der Name es vielleicht schon erahnen lässt – immer einen neurologischen Hintergrund. Die Blase ist ausnahmsweise mal unschuldig.

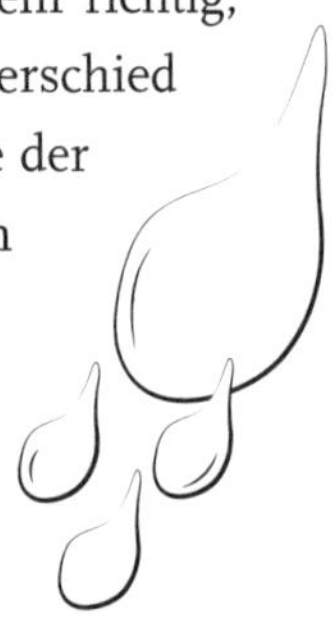

Nicht lustig: die Kicher-Inkontinenz

Ja, ja, Lachen ist gesund. Blöd nur, wenn dabei die Hose nass wird. Bei der Kicher-Inkontinenz oder auch Giggle-Inkontinenz passiert aber genau das: Ein plötzlicher Lachanfall löst einen extremen Blasendruck aus, der Miktionsreflex wird gehemmt, so dass Betroffene ihren Urin nicht mehr halten können. Hier passt einer meiner Lieblingssprüche ganz gut: I laughed so hard, tears ran down my legs ...

Obwohl diese Art der Inkontinenz sehr selten ist, betrifft sie meistens junge Mädchen während der Pubertät. Als ob man da so viel zu lachen hätte ... Da es sich bei der Kicher-Inkontinenz um eine Sonderform der Dranginkontinenz handelt, wird sie auch ähnlich behandelt.

Koitale Inkontinenz: Wenn neben dem Orgasmus noch etwas anderes kommt

Bei euch im Bett geht es gerade richtig zur Sache, ihr seid voll in Fahrt und steht kurz vorm Orgasmus. Und dann endlich: Ihr kommt! Mit euch aber noch etwas anderes. Etwas Feuchtes, das sich plötzlich unter euch auf dem Bettlaken (oder eurem Sexualpartner) ausbreitet. Ihr habt euch tatsächlich gerade eingenässt. Erstmal beruhigen und nicht in Panik verfallen. Ungefähr jede fünfte Frau kennt das Problem, während des Sex Urin zu verlieren. Entweder in voller Ekstase während des Höhepunkts oder schon davor während der Penetration. Offen über die sogenannte Koitale Inkontinenz sprechen können natürlich die wenigsten. Klar, wer erklärt schon gerne, während des Sex ab und zu Urin zu verlieren. Gemeint ist hier übrigens nicht die weibliche Ejakulation, bei der

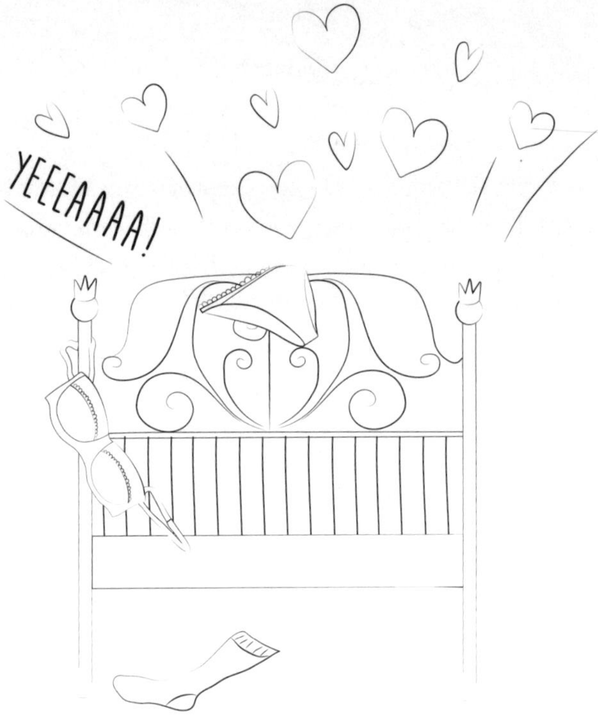

ein Prostatasekret abgesondert wird. Wie das sogenannte Squirting, das ruckhafte Ausstoßen von Urin-ähnlicher Flüssigkeit aus der Blase, und die Koitale Inkontinenz zusammenhängen, muss noch erforscht werden. Wie viele weibliche Körperphänomene war auch das jahrhundertelang tabuisiert. Wenn ihr mehr als eine Tasse Flüssigkeit beim Sex absondert, handelt es sich höchstwahrscheinlich um Koitale Inkontinenz.

Die Koitale Inkontinenz liegt meistens an einem zu schwachen Beckenboden oder einem zu starken Blasenmuskel. Ganz genau, unsere beiden liebsten Inkontinenzen, die Drang- und die Belastungsinkontinenz, sind mal wieder schuld an der Misere. Während der Penetration wird unser Beckenboden stark stimuliert und durchblutet. So kann es passieren, dass unsere Blase aus Versehen den Impuls zum Wasserlassen erhält und loslegt.

Daneben ist es auch möglich, dass die spezielle Sexstellung einen ziemlichen Druck auf unsere Blase ausübt. Ist der Beckenboden dann zu schwach, wird der Urin hinausgedrückt. Deswegen ist eure erste Hausaufgabe, andere Positionen beim Sex auszuprobieren. Auch sollte regelmäßiges Beckenbodentraining bei euch auf dem Programm stehen. Das hilft dem Sexlife und der Orgasmusfähigkeit. Stellt ihr keine Besserung fest, traut euch und sprecht das Problem mit einer Ärztin ab.

Inkontinenz: Das erwartet euch bei der Urologin

Die gute Nachricht vorab: Euch kann geholfen werden, ihr müsst euch nicht euer Leben lang mit nassen Unterhosen, Windeln oder der ständigen Angst davor herumschlagen. Den wichtigsten Schritt dafür müsst ihr aber selber gehen. Den zur Ärztin nämlich. Lasst eure Scham zuhause und erklärt ganz offen, wie sich eure Inkontinenz äußert. Wann trat das Problem das erste Mal auf, wie schlimm ist es ausgeprägt, wird es in bestimmten Situationen besser oder schlechter und so weiter. Eure Ärztin muss schließlich wissen, mit welcher Inkontinenz sie es zu tun hat.

Die Untersuchung danach läuft eigentlich genauso ab, wie auch bei der Blasenfunktionsstörung (Seite 93). Euer Urin wird auf eventuelle Infekten durchleuchtet, die eventuell die Ursache für euer Leiden sein könnten. Danach folgt eine körperliche Untersuchung eurer Geschlechtsorgane, wobei getestet wird, wie stark oder schwach euer Beckenboden ist oder ob es zu eventuellen Senkungen gekommen ist. Danach wird der komplette Harntrakt, also Blase und Nieren, via Ultraschall genauer unter die Lupe genommen. Auch unser allseits beliebtes Miktionstagebuch kommt hier wieder zum Einsatz. Ihr tragt genau ein, wie viel ihr getrunken habt, wann ihr auf die Toilette musstet, wie viel dabei herausgekommen ist und – ganz wichtig – ob ihr es rechtzeitig geschafft habt. So sehen die Urologinnen und auch ihr selber, wie schwerwiegend eure Inkontinenz ist. Wie es um eure Harnröhre bestellt ist und ob diese durch einen Östrogenmangel vielleicht in Mitleidenschaft gezogen wurde und so Grund für die Inkontinenz ist, kann eure Ärztin durch einen Harnröhrenabstrich feststellen. Das piekst und kratzt ein bisschen, geht aber schnell vorbei.

++ *Wie viel Urin verliert ihr wirklich? Der Vorlagen-Test*

Beim Vorlagen-Test geht es um die Einlagen, die ihr tragt, um euch vor plötzlichem Harnaustritt zu schützen. Die werden nämlich genauer betrachtet, um zu testen, wie viel Urin ihr in einer bestimmten Zeit verloren habt. Dafür wird erst die trockene Einlage gewogen. Jetzt seid ihr dran. Tragt die Einlage und absolviert ein striktes Programm: viel trinken, viel bewegen, husten, hüpfen und so weiter. Die Einlage darf dabei nicht gewechselt werden. Nach zwei Stunden wird die Einlage erneut gewogen. Die Gewichtsdifferenz kann genauen Aufschluss darüber geben, wie viel Urin ihr in dieser Zeit verloren habt.

Befürchtet ihr, unter einer Belastungsinkontinenz zu leiden, kann das anhand eines Stresstests gemessen werden. Und keine Angst, das hört sich schlimmer an, als es wirklich ist. Beim Stresstest liegt ihr in Seitenlage auf dem Untersuchungstisch und sollt auf Kommando husten. Landet jetzt unfreiwillig Urin auf dem Behandlungstisch, ist der Test positiv und ihr leidet unter einer Belastungsinkontinenz.

Um die Ursachen der Inkontinenz zu erforschen und zu beurteilen, wird eure Blase durch die Urodynamik genauer angeschaut. Hier können Ärztinnen einen genaueren Einblick in die Sensibilität, Muskelstärke und das Volumen eurer Blase gewinnen. Sie wird durch einen Katheter mit warmer Kochsalzlösung gefüllt und Elektroden messen, ab wann und wie stark der Pinkeldrang einsetzt. Mehr zur Urodynamik auf Seite 140.

Die vier Schweregrade der Inkontinenz

Ganz klar, seinen Urin nicht gewollt zu verlieren, ist schlimm. Dabei kann die Stärke eurer Beschwerden unterschiedlich ausgeprägt sein. Man kann die Inkontinenz nämlich in vier verschiedene Schweregrade einteilen und so abschätzen, wie weit das Leben der Betroffenen eingeschränkt wird und wie dringend welche Behandlung zum Einsatz kommen sollte.

Grad eins und damit die leichteste Form der Inkontinenz bedeutet, dass ihr einzelne Tröpfchen oder auch mal einen kleinen Schwall ungewollt verliert. In der Regel landen nicht mehr als 40 bis 300 Milliliter Urin im Höschen statt im Klo. Das ist natürlich sehr nervig, es geht aber schlimmer.

Bei Grad zwei, der mittelleichten Inkontinenz, ist der Harnverlust stärker und tritt auch nachts ein. Die Millilitermenge des verlorenen Urins liegt zwischen 300 und 1000 Millilitern pro Tag, so dass man sich hier noch gut mit stark saugfähigen Binden behelfen kann.

Das geht mit Schweregrad drei, also einer schweren Inkontinenz nicht mehr. Die erreichen wir, wenn sich unsere Blase mehrmals täglich und auch nachts unfreiwillig komplett leert. Hier sprechen wir von einer Menge von 1000 bis 2400 Millilitern pro Tag.

Von der schlimmsten Form der Inkontinenz ist die Rede, wenn Betroffene ihre Blase gar nicht mehr selber kontrollieren können und der Urin quasi einfach so durchläuft. Bei den Schweregraden drei und vier der Inkontinenz können Betroffene ihr zuhause entweder gar nicht mehr verlassen oder müssen Windeln tragen.

++ *Tipps für Inkontinenzgeplagte*

- Habt keine Angst, euer Problem offen und ehrlich anzusprechen. Ihr seid nicht die einzigen, denen es so geht. Es ist wirklich wichtig, dass ihr vertrauenswürdige Ärztinnen findet.
- Seid unterwegs immer bestens ausgerüstet:
  Leggings, Socken, leichte Schuhe, wie Ballerinas, solltet ihr in die Tasche packen. Schafft ihr es nicht auf die Toilette, könnt ihr euch so schnell umziehen.
- Wollt oder könnt ihr keine Wechselklamotten mitnehmen, greift lieber zu einem langen Mantel als zu einer kurzen Bikerjacke. So könnt ihr das Malheur auf dem Heimweg verstecken.
- Macht euch im Vorhinein mit der Gegend bekannt, in der ihr euch aufhaltet. Wo befinden sich die nächsten Toiletten? Kommt ihr da leicht hin? Müsst ihr lange warten?
- Keine Scham vor saugfähigen Binden oder sogar Windeln.
- Nasse Flecken fallen auf schwarzen oder dunklen Hosen nicht so auf.
- Wisst ihr, dass ihr länger keine Möglichkeit habt, auf die Toilette zu gehen, passt euer Trinkverhalten an.
- Versucht harntreibende Lebensmittel wie Kaffee und Spargel grundsätzlich zu vermeiden und steigt auf Alternativen um.
- Nehmt jede Pinkelgelegenheit wahr, die sich euch bietet. Das hilft euch auch rein psychologisch, weil ihr wisst, dass eure Blase erst vor kurzem geleert wurde und nicht fünf Minuten später schon wieder meckern kann.
- Probiert Tipps, wie Hinknien oder -setzen aus, um dem enormen Pinkeldrang zu entgehen und etwas Zeit bis zur nächsten Toilette zu schinden (mehr dazu auf Seite 111).
- Egal, unter welcher Inkontinenz ihr auch leidet: Beckenbodentraining ist immer gut. Je stärker ihr untenrum gesichert seid, desto besser.

- Geht gar nichts mehr, schämt euch nicht, euch auch hinter einem Busch oder einer Häuserwand zu entleeren. Männer machen das schon immer so. Als eventuelle Hilfsmittel stehen euch hier Produkte wie eine Urinella oder Ähnliches zur Verfügung. Und wegen der eventuellen Blicke der Leute. Überlegt euch: Was stört euch mehr. Menschen, die euch fünf Sekunden irritiert anschauen, euch danach aber vergessen, oder ein ruinierter Tag/Abend wegen einer nassen Hose? Eben.
- Seid nicht zu streng mit euch, eurer Blase oder eurem Schließmuskel. Ihr tut das Beste, was ihr könnt. Und Bodyshaming ist sowas von out!

Wenn man aufwacht und das Bett nass ist: Enuresis

Wenn man als Kind ab und zu ins Bett macht, ist das zwar nervig (also hauptsächlich für die Eltern, die müssen ja schließlich das Bett neu beziehen), aber kein Weltuntergang. Das verwächst sich ja in der Regel (mehr dazu auf Seite 49). Stellt euch diese Situation aber nun im Erwachsenenalter vor. Während andere von ihrem schrillen Wecker oder dem Handy aus dem Schlaf gerissen werden, ist das bei Menschen, die von Enuresis betroffen sind, die nasse Matratze. Ins Bett zu machen, betrifft meistens Kinder, die Blasenfunktionsstörung kann aber durchaus auch Erwachsene ereilen und schafft einen enormen Leidensdruck für die Betroffenen und Angehörigen.

Enuresis kann mehrere Ursachen haben. Meistens werden Betroffene aber direkt in die Psycho-Schublade gesteckt. Ganz nach dem Motto: Bettnässer*innen können über ihre Probleme nicht sprechen und lassen sie durch die Blase im Schlaf hinaus. Natürlich kann das Problem einen psychosomatischen Ursprung haben, aber es gibt durchaus auch einige körperliche Gründe, die schuld am nächtlichen Einnässen sein können. Zum einen kann es sein, dass Betroffene zu wenig des harndrosselnden Hormons ADH produzieren, so dass nachts schlicht mehr Urin produziert wird. Wir erinnern uns: ADH wird auch durch den Alkoholkonsum gebremst, so dass wir nun häufiger auf die Toilette müssen.

Daneben gehen Medizinerinnen davon aus, dass das Zusammenspiel zwischen Blasenmuskel und Nerven bei den Betroffenen nicht gut ausgeprägt ist, der komplette Speicher- und Entleerungsvorgang also nicht richtig funktioniert. Ein anderer Grund: Betroffene haben einfach einen so tiefen Schlaf, dass sie gar nicht merken, wenn die Blase voll ist und geleert werden möchte. Hier sollte man unbedingt in einem Schlaflabor vorbeischauen und die Sache abklären lassen. Es können aber auch unsere alten Bekannten, wie Harnröhrenverengung oder Blasensteine, dahinterstecken.

Betroffene sollten sich nicht schämen und verstecken, sondern das Problem medizinisch abklären lassen. Ich weiß, das ist leichter geschrieben als getan. Akzeptiert euch und euren Körper mit allen komischen Dingen, die er so macht, und lasst euch von Expertinnen helfen. Das können sie in der Regel nämlich sehr gut.

Haustürphänomen, Schlüssel-Inkontinenz, Last-Minute- oder Coming-Home-Inkontinenz

Hände hoch, wer das noch nie erlebt hat: Man ist auf dem Nachhauseweg, die Blase drückt. Steht man dann direkt vor der Haustür und kramt in der (viel zu großen Tasche) nach dem Schlüssel, wird der Harndrang plötzlich so stark, dass man das Gefühl hat, gleich passiert ein Unglück und man macht sich kurz vor dem Ziel in die Hose. Läuft es – im wahrsten Sinne – blöd, passiert das wirklich und man nässt sich ein.

Urologinnen kennen das Problem, aber einen Namen dafür gibt es nicht. Einige bezeichnen es als Haustürphänomen, Schlüssel-Inkontinenz oder etwas sexier Last-Minute- oder Coming-Home-Inkontinenz. Aber egal, wie wir es nun auch bezeichnen wollen, unangenehm, nervig und belastend bleibt es. Aber warum? Wieso läuft unsere Blase plötzlich Amok, wenn sie doch eigentlich wissen müsste, dass sie in nicht mal zwei Minuten geleert wird?

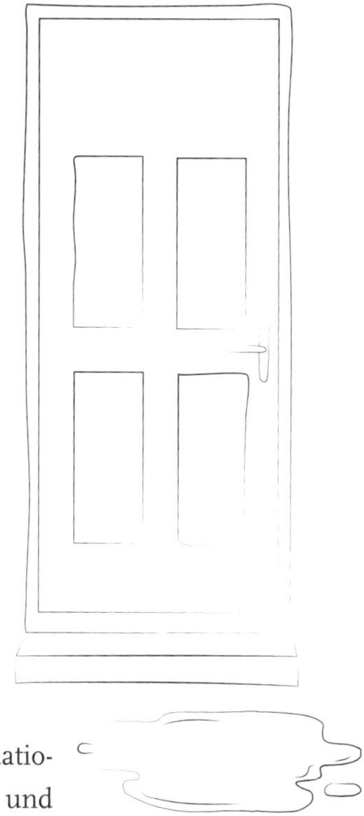

Erklären kann man sich das Phänomen zum einen durch den Druck und die Belastung, die entsteht, wenn man länger unterwegs war, seine Blase vielleicht nicht leeren konnte. Hierbei verhält es sich ähnlich wie in Prüfungssituationen, das Nervensystem aktiviert die Blase und das im ungünstigsten Moment.

Daneben kommt hier aber auch der Pawlowsche Reflex, also der Reflex der klassischen Konditionierung zum Tragen. Dazu ein kurzer Ausflug in die Welt der früheren Verhaltensforschungen: Iwan Pawlow war ein russischer Mediziner und Physiologe, der viel mit Verhaltensmustern, Reflexen und so weiter herumexperimentierte. Sein bekanntestes Forschungsobjekt: der Pawlowsche Hund. Bei diesen Hundeversuchen stellte Pawlow fest, dass Hunde nicht erst anfangen zu sabbern, wenn der Fressvorgang beginnt. Ihre Speichelproduktion setzt schon ein, wenn sie den vollen Napf sehen. Um diese Tatsache zu intensivieren und zu untermauern, ließ Pawlow jedes Mal, wenn die Hunde ihr Fressen bekamen, eine Glocke läuten. Und jetzt ratet mal, was nach gewisser Zeit passierte?

Ganz genau, die Hunde fingen an zu sabbern, sobald sie die Glocke hörten, also ganz ohne Futter. Pawlow erklärte sich das durch den konditionierten Stimulus. Also ein unnatürlicher Reiz, den die Tiere erlernt hatten und der wiederum einen neuen, konditionierten Reflex, also das Sabbern auslöste, da die Hunde mit dem neuen Reiz positive Erwartungen, nämlich das Futter verknüpften.

Was das alles mit der Blase und dem Harndrang kurz vor der Haustür zu tun hat?

Nun, Menschen, deren Blase jedes Mal kurz vor der Haustür aktiv wird, verhalten sich in dem Fall wie die Pawlowschen Hunde. Nur dass hier quasi die Blase sabbert. Durch direktes Auf-die-Toilette-Gehen, sobald die Haustür aufgesperrt ist, entsteht hier mit der Zeit der konditionierte Stimulus. Jedes Mal wenn Betroffene nun kurz vor der Haustür stehen und nach ihrem Schlüssel kramen, tritt dieser Reiz in Kraft, der den erlernten Reflex, also ganz dringend zu pinkeln, zur Folge hat.

Aber wie ist es doch so schön mit erlernten Verhaltensmustern? Man kann sie sich abgewöhnen, sie also wieder verlernen. Bei Pawlow heißt das Extinktion oder Löschung. Und das passiert, indem etwas Zusätzliches, also Neues mit dem bestehenden Reiz erlernt wird. Der bisher aufgetretene Reiz wird also überlagert und so außer Kraft gesetzt.

Für die aktive Blase vor der Haustür heißt das: Stürmt nicht direkt auf die Toilette. Geht doch vielleicht erstmal in die Küche oder ins Schlafzimmer. So soll das konditionierte Verhalten auf Dauer abgewöhnt werden. Leidet ihr an der Kurz-vor-der-Haustür-Inkontinenz, ist es wichtig, dem Pinkeldrang nicht sofort nachzugeben. Toilettentraining kann euch hier wirklich helfen. Zögert die Klogänge jedes Mal etwas weiter hinaus und haltet die verschiedenen Zeiten in einem Miktionstagebuch fest. Habt ihr Schwierigkeiten, dem Harndrang standzuhalten, auf Seite 111 findet ihr Tipps, wie ihr den Harndrang zurückhalten könnt, wenn ihr unterwegs seid.

6.

Ihr seid schwanger? Das sagt eure Blase dazu

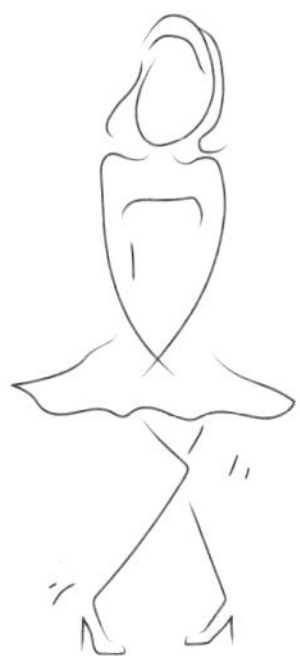

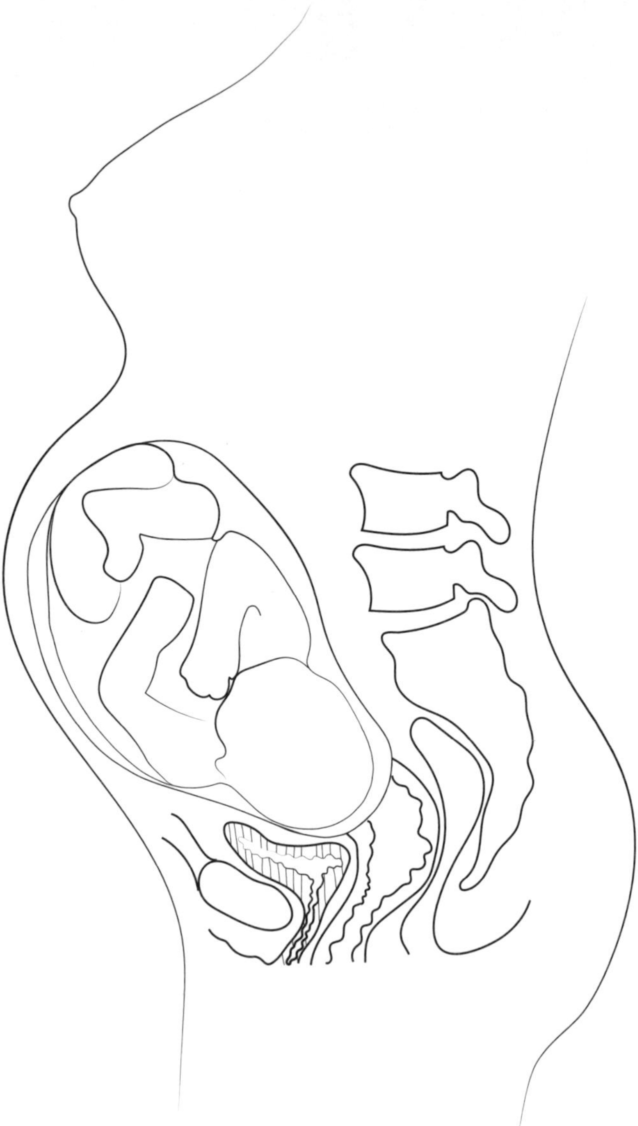

In eurem Bauch hat es sich ein kleines Wesen gemütlich gemacht, das sich erst brav zurückhält und unbemerkt vor sich hin schlummert. Mit der Zeit wächst es aber immer weiter, wird größer und braucht mehr Platz. Aber wie findet es eigentlich die Blase, dass sie sich die Bauchregion ab jetzt für neun Monate mit einem neuen Mitbewohner oder einer neuen Mitbewohnerin teilen muss?

Werden wir schwanger, feiern unsere Hormone eine große Babyshower. Und damit die nicht langweilig wird, laden sie lauter weitere Gäste ein. Die Hormonmenge in unserem Körper steigt also rasant an. Wichtige Besucher dieser Party sind die Hormone Östrogen, Progesteron, das sogenannte HCG-Hormon (Humanes Choriongonadotropin) oder das Kuschelhormon Oxytocin. Diese Hormone sorgen im Großen und Ganzen dafür, dass unser Körper der perfekte Ort für eine Schwangerschaft und anschließende Geburt wird. Unsere Hormone verpassen uns quasi ein komplettes Makeover, um unseren Körper babygerecht herzurichten. Klar, der Embryo muss sich hier wohlfühlen und prächtig entwickeln können. Die Gebärmutterschleimhaut wird auf die Einnistung der befruchteten Eizelle vorbereitet, das Gewebe so weit aufgelockert, dass das Baby auch ungehindert wachsen kann, unsere Brüste stellen sich auf ihre Funktion als Milchproduzentinnen um und so weiter und so weiter.

Und auch die Blase mischt bei der Baby-Party mit. In ihrem unteren Schleimhautteil, dem sogenannten Blasendreieck, bilden sich zahlreiche Rezeptoren, die die Wirkung der Hormone in die dafür vorgesehenen Zellen leiten. Rezeptoren? Da war doch was. Ja, genau. In der Blase sitzen ja ohnehin schon Rezeptoren, die den Pin-

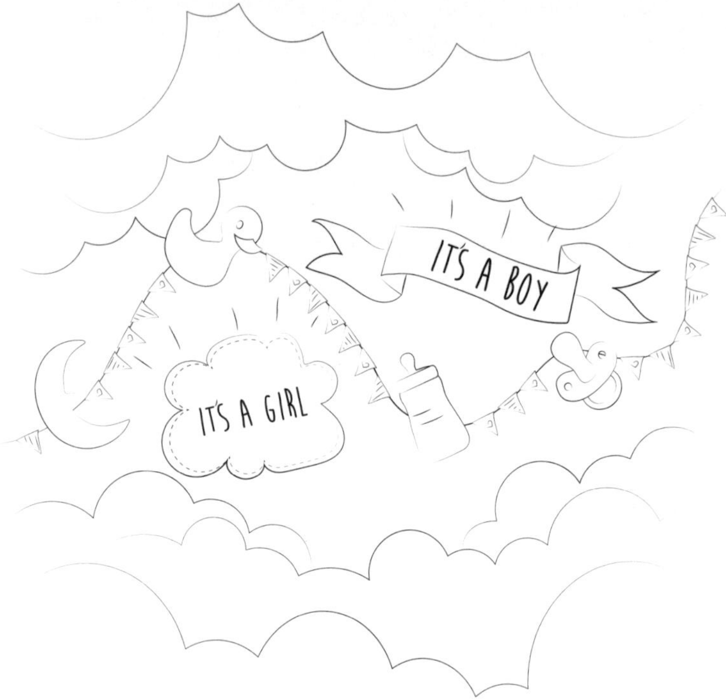

keldruck messen und weiterleiten. Kommen nun neue Rezeptoren hinzu, wird es ganz schön eng und verwirrend da unten. Und genau diese Überstimulierung der Blase ist der Grund, warum Schwangere oft schon zu Beginn so häufig auf die Toilette müssen.

Daneben werden unsere Organe während der Schwangerschaft auch besser durchblutet. Und was machen stärker durchblutete Organe? Ganz genau: Sie laufen auf Hochtouren. Die Nieren produzieren mehr Urin, die Blase muss öfter geleert werden. Das ist natürlich erstmal recht nervig und anstrengend, hat aber auch sein Gutes. Die Blase ist immer gut durchgespült, um sie vor eventuellen Angreifern wie Bakterien zu schützen, die sonst eine Blasenentzündung in Gang setzen können. Deswegen sollten Schwangere ihren Urin auch wirklich nicht allzu lange zurückhalten, sondern immer schön brav auf die Toilette gehen.

Zusätzlich trinken wir während der Schwangerschaft auch einfach mehr. Klar, dem Kleinen soll es schließlich an nichts fehlen. Den Platz streitig macht das Baby unserer Blase etwa ab der 27. Schwangerschaftswoche. Dann verschieben sich die Organe, und unser Mini-Me drückt auf die Blase, so dass sie weniger Platz zur vollen Entfaltung hat und die Füllmenge sinkt, die Blase muss öfter geleert werden. Davor ist sie aber schlau und wendig genug, dem vorübergehenden Bauchmitbewohner oder der vorübergehenden Bauchmitbewohnerin geschickt auszuweichen.

++ *Darum müssen wir während der Schwangerschaft öfter auf die Toilette:*

- Der Hormonanstieg »überfordert« die Blase.
- Niere und Blase werden besser durchblutet.
- Wir trinken mehr.
- Ab der 27. Schwangerschaftswoche drückt das Baby auf die Blase.

Inkontinenz während der Schwangerschaft

Geht euch während der Schwangerschaft mal was daneben, dann grämt euch nicht. Viele schwangere Frauen haben während der Schwangerschaft mit einer Blasenschwäche oder Inkontinenz zu tun. Das liegt daran, dass die Hormone nicht nur die Blase und die Harnleiter weicher und lockerer machen, sondern auch euren Beckenboden. Klar, für die Geburt muss er ja so weich und dehnbar sein wie möglich. Damit der Beckenboden trotzdem stark genug ist, um den Urin zu halten, könnt ihr ihn gezielt trainieren. Spannt ihn kurz an, haltet die Position und lasst ihn dann wieder aktiv locker. Um die Übung zu intensivieren, könnt ihr eure Atmung miteinbeziehen: Beim Ausatmen anspannen, beim Einatmen locker lassen. Diese Übung könnt ihr so oft und so lange machen, wie ihr Lust und Zeit habt. Sie bietet sich aber auch perfekt in der U-Bahn, auf dem Sofa oder beim Zähneputzen an. Wichtig dabei: Atmen nicht vergessen, Bauch- und Pomuskeln locker lassen.

Seid ihr unterwegs unsicher und wollte keine nasse Hose riskieren, bieten sich Binden oder Slipeinlagen an. Je nach Saugstärke fangen sie viel Flüssigkeit auf und schützen euch so vor unangenehmen Situationen.

Das könnt ihr tun, um den Harndrang in der Schwangerschaft einzudämmen

Euer Harndrang ist ja wichtig, um die Blase zu spülen, er hat also durchaus seine Berechtigung. Ihr könnt aber darauf achten, was ihr trinkt. Vermeidet zum Beispiel die typischen Trigger-Drinks wie Kaffee oder schwarzen oder grünen Tee. Generell solltet ihr in der Schwangerschaft nicht mehr literweise koffeinhaltige Getränke in euch hineinschütten, aber das wisst ihr ja eh. Auch harntreibende Lebensmittel wie Spargel könnt ihr weglassen, wenn ihr wisst, dass eure Blase darauf anfällig reagiert (mehr dazu auf Seite 42).

Daneben solltet ihr darauf achten, euren Beckenboden nicht zu stark zu belasten. Der hat ja schon genug zu tun mit dem neuen Gast im Bauch. Zu lange und schnelle Spaziergänge, schweres Heben und zu anstrengende Dehnübungen sind jetzt tabu. Was dem Beckenboden dagegen hilft, ist eine aufrechte Haltung. Achtet darauf, nicht ins Hohlkreuz oder einen Buckel zu verfallen. So trainiert ihr ganz nebenbei eure Rückenmuskulatur, die so den Beckenboden unterstützt und entlastet. Und auch hier kann euch die Atmung eine Stütze sein: »Aktiviert« vor jedem Heben, Aufstehen und so weiter euren Beckenboden, indem ihr ausatmet und ihn gleichzeitig anspannt.

++ *Tipps für den Harndrang während der Schwangerschaft*

- Auf Trigger-Drinks wie Kaffee oder schwarzen Tee verzichten
- Harntreibende Speisen wie Spargel vermeiden
- Unsicherheiten sofort mit der Ärztin abklären
- Leichtes Beckenbodentraining zur Stärkung und Vorsorge
- Gegebenenfalls Slipeinlagen oder Binden tragen
- Auf eine gerade, gesunde Haltung achten
- Anstrengende Unternehmungen vermeiden

Eine Blasenentzündung in der Schwangerschaft

Durch eure Schwangerschaft seid ihr besonders prädestiniert, eine Blasenentzündung zu bekommen. Schuld ist das Schwangerschaftshormon Progesteron, das die Muskeln entspannt, die Blasenwand weicher macht und die Harnleiter erweitert. Eine richtige Party also für Bakterien. Achtet also bitte genau darauf, ob sich pinkel- und urintechnisch etwas verändert. Ihr wisst schon: Schmerzen kurz vor und während des Wasserlassens und eventuell Blut im Urin.

Bemerkt ihr eine Blasenentzündung, solltet ihr bitte unbedingt eine Ärztin aufsuchen. Wandern die Bakterien nun nämlich weiter nach oben und verursachen eine Nierenbeckeninfektion, kann das frühzeitige Wehen und sogar eine Fehlgeburt zur Folge haben. Eure Ärztin wird im Falle einer Blasenentzündung eine Urinkultur anlegen, die Aufschluss darüber gibt, welche Bakterien sich in welcher Menge in eurem Urin tummeln. Da nicht alle Antibiotika während einer Schwangerschaft angewendet werden können, solltet ihr unbedingt die Risiken und Nebenwirkungen mit eurer Ärztin besprechen und euch über eventuelle Alternativen aufklären lassen.

Das Baby ist da und nun? Die Blase nach der Schwangerschaft

Yeah, ihr habt es geschafft und einen neuen Erdenbürger oder eine neue Erdenbürgerin auf die Welt gebracht. Gratulation, ich freue mich für euch! Nachdem die ersten Strapazen überstanden sind, ihr das Krankenhaus mit eurem frischgeschlüpften Nachwuchs verlassen durftet und so langsam wieder Richtung Alltag startet, stellt ihr voller Schrecken fest, dass ihr nicht ganz dicht seid. Also untenrum. Kaum meldet sich die Blase, läuft euer Urin nach einigen Sekunden einfach aus euch hinaus. Oder ein Schwall Urin landet ganz unverhofft beim Husten oder sogar Lachen in eurer Hose. Das können nur ein paar Tröpfchen sein oder aber die komplette Ladung. Huch ... Was ist denn da los?

Ruhig Blut, liebe Neu-Mamis. Nach der Schwangerschaft Urin zu verlieren oder vorrübergehend sogar komplett inkontinent zu sein, ist gar nicht so selten.

20 bis 30 Prozent aller Frauen sind nach einer Geburt harninkontinent, drei bis fünf Prozent leiden sogar an Stuhlinkontinenz. Es ist die direkte Folge der Geburt. Euer Beckenboden hat sich im Laufe der Schwangerschaft gelockert und wurde durch die Hormone weich und elastisch, so dass die vaginale Geburt möglichst schmerzfrei und schnell für euch und das Baby vonstatten gehen konnte. Anschließend dauert es natürlich, bis sich alles wieder in seine Ursprungsform zurückgezogen hat. Bei einigen Frauen ist die Beckenbodenmuskulatur erschlafft oder sogar überdehnt (wenn es ein besonders großes Baby oder eine sehr lange und komplizierte Geburt war). Die Folge: Der Schließmechanismus der Blase ist geschwächt und kann den Urin nicht mehr so gut halten. Verliert ihr Urin, sobald ihr lacht, hustet oder schwer hebt, sprechen Medizinerinnen von einer Belastungsinkontinenz (mehr dazu auf Seite 150). Diese typischen Uups-Momente lassen sich Gott sei Dank

relativ einfach und schnell durch gezieltes Rückbildungs- und Beckenbodentraining beheben, so dass ihr nach einer gewissen Zeit wieder mit trockenem Höschen unterwegs sein werdet. Egal, wie witzig der Spruch deiner besten Freundin gerade war.

Warum hilft Beckenbodentraining überhaupt?

Der Beckenboden soll durch gezielte und – ganz wichtig – richtig durchgeführte Übungen wieder gestärkt und durchblutet werden. Dafür erklärt euch im Rückbildungskurs nach der Geburt, den euch die Krankenkasse bezahlt, eine Physiotherapeutin genau, wie das Training richtig funktioniert. Wichtig ist erstmal, dass ihr euren Beckenboden bewusst wahrnehmt. Wo liegt er, wie könnt ihr ihn spüren und aktivieren. Um seinen eigenen Beckenboden zu erspüren, kann auch sogenanntes Biofeedback zum Einsatz kommen. Hierfür wird eine kleine, Tampon-ähnliche Sonde in die Vagina geschoben, die die Muskelaktivität des Beckenbodens misst. Und ob ihr mit der Anspannung wirklich richtigliegt, merkt ihr, wenn das Licht angeht. Das Biofeedback-Gerät gibt euch nämlich optische Signale oder piepst vor sich hin, wenn ihr die richtige Muskulatur ansteuert. Daneben kann es auch als Personaltrainer fungieren und euch genaue Ansagen machen, wie intensiv, schnell oder eben langsam ihr euer Beckenbodentraining machen sollt. Toll, was?

Gelingt euch Beckenbodentraining mit Geräten leichter, gibt es auch spezielle Vaginalkonen, die euch dabei unterstützen. Das sind kleine Gewichte, die ihr euch einführt und dann unbewusst von eurem Beckenboden über einen bestimmten Zeitraum in der Vagina gehalten werden. Die Konen gibt es in verschiedenen Gewichtskategorien, ihr könnt mit einem leichteren Gewicht starten und euch dann immer weiter hocharbeiten. Schafft ihr es, den schwersten Konus ohne Probleme in euch zu tragen, heißt das, euer Beckenboden ist spitzenmäßig trainiert und sollte Urin nun ohne Probleme halten. Check!

Welche Übungen für euch und euren Beckenboden am besten passen, solltet ihr am besten mit eurer Physiotherapeutin oder eurer Ärztin besprechen. Beckenbodentraining kann man nämlich in vielen verschiedenen Varianten durchführen. Im Stehen, im Liegen, im Sitzen, im Kopfstand ... euch sind fast keine Grenzen gesetzt. Aber ganz wichtig: Atmen nicht vergessen! Ohne die richtige Atmung während der Übungen kann sich euer Beckenboden nicht richtig zusammenziehen und anschließend wieder entspannen. Und arbeitet wirklich nur mit dem Beckenboden und lasst Po und Bauch locker.

Zusätzlich bieten sich auch Sportarten wie Yoga, Pilates, Qigong oder entspanntes Schwimmen super für den Beckenboden und die Rückbildung an. Sie stärken sanft eure Mitte, ohne euch zu sehr zu stressen. Und bitte: Überanstrengt euch nicht und erwartet nicht zu viel von euch und eurem Körper. Ihr seid schließlich gerade in einem Hochleistungsakt Mütter geworden, seid also nicht zu streng mit euch.

7.

Pflege für die Blase: So halten wir unsere Blase gesund

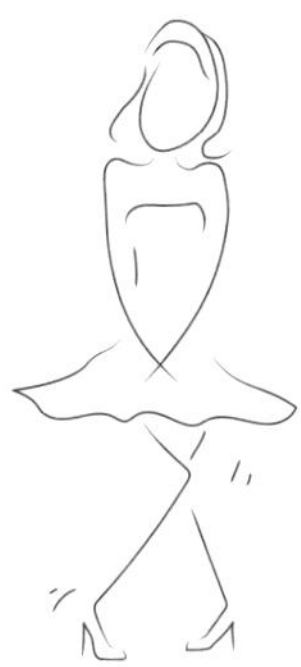

Schon Wahnsinn, was für ein Workaholic unsere Blase doch ist, oder? Ich finde, es ist an der Zeit, ihr endlich die gebührende Wertschätzung entgegenzubringen. Das hat sich die Gute wirklich verdient. Damit sich die Blase in unserem Körper wohlfühlt, hier ein paar Tipps, wie ihr euren Blasenapparat unterstützt und ihm die ein oder andere Freude macht.

Ausreichend trinken

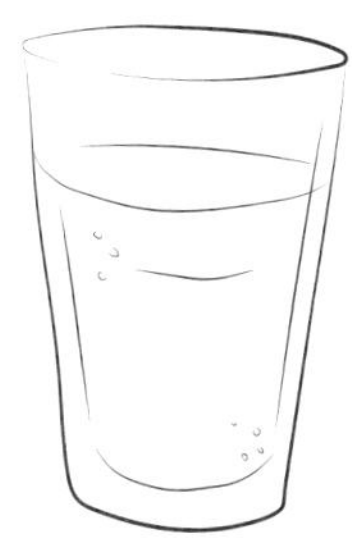

Ihr könnt es sicher nicht mehr hören, es ist aber wirklich das größte Geschenk, das ihr eurer Blase machen könnt: ausreichend trinken. Damit die Blase gesund ist und es auch bleibt, hilft es, sie immer gut durchzuspülen. So können sich Bakterien und Keime nicht so einfach an die Blasenwand setzen und dort Reizungen oder Entzündungen auslösen.

Zwischen eineinhalb und zwei Liter Flüssigkeit sollten es jeden Tag schon sein. Aber ihr ahnt es sicher: Damit ist nicht Kaffee oder Cola gemeint. Wasser oder gesunde Tees schmecken eurer Blase besonders gut. Ist euch normales Wasser zu langweilig, könnt ihr es gerne »infusen«, es also mit Früchten aufpeppen. Schneidet dazu einfach eure Lieblingsfrüchte in kleinere Stücke und lasst sie im Leitungswasser ziehen. Nach etwa zehn Minuten hat das Wasser den Geschmack der Früchte angenommen und schmeckt herrlich erfrischend fruchtig. Mein aktueller Lieblingsdrink: Gurke in Wasser. Das ist wirklich sehr lecker frisch und gesund.

Was auch hilft: Besorgt euch eine schöne Flasche, die ihr auf dem Schreibtisch neben dem Computer platziert. So habt ihr sie immer im Blick und vergesst garantiert nicht, regelmäßig zu trinken. Oder ihr macht ein Spiel daraus. Ihr dürft euren Schreibtisch erst verlassen, wenn die Flasche leer ist. Wetten, dass ihr ab jetzt nie wieder zu wenig trinkt? Für alle, die noch mehr Trink-Support brauchen gibt es spezielle Apps, die ihr euch aufs Handy laden könnt und die euch in gewissen Abständen auffordern zu trinken.

++ *Diese Tees pflegen euren Blasenapparat*
Ihr leidet öfter unter Blasenentzündungen? Oder werdet von einer Reizblase genervt? Dann könnt ihr verschiedene harntreibende Tees in euren Ernährungsplan aufnehmen. Sie spülen die Blase so richtig schön durch, wirken daneben entzündungshemmend oder auch beruhigend. Also alles, was sich eine gestresste Blase nur so wünschen kann. Fertige Blasen- und Nierentees könnt ihr in der Apotheke, im Reformhaus oder auch in der Drogerie kaufen. Lasst euch beraten, welche Teemischung am besten zu eurem Blasenproblem passt. Alle Profis und DIY-Fans können sich die Tees aber auch selber zuhause zusammenmischen.

Hier zwei meiner Lieblingstees:

Gegen *wiederkehrende Blasenentzündungen* empfehle ich diesen *Blasen- und Nierentee.* Der spült die Blase gut durch und wirkt entzündungshemmend.

Für den Tee braucht ihr:
20 Gramm Birkenblätter
20 Gramm Goldrutenkraut
20 Gramm Orthosiphonblätter (wird wegen seiner Optik niedlicherweise auch Katzenbart genannt)

30 Gramm Bärentraubenblätter (bitte weglassen, wenn ihr schwanger seid oder stillt)
10 Gramm Pfefferminzblätter

So bereitet ihr den Tee zu:
Mischt die Zutaten zusammen und lasst etwa einen Esslöffel davon in 150 Milliliter kochendem Wasser ziehen. Ihr könnt auch zwei bis drei Teelöffel dieser Mischung nehmen, probiert einfach aus, welche Dosierung euch mundet und guttut. Das ultimative Wellnessprogramm für eure Blase erreicht ihr, wenn ihr euch drei bis fünf Tassen pro Tag genehmigt.

Alle *Reizblasen-Geplagten* sollten diesen *Hopfentee* probieren. Der beruhigt die Blase und tut eurer Psyche gut.

Für den Hopfentee braucht ihr:
10 Gramm Hopfen
10 Gramm Johanniskraut
10 Gramm Buccoblätter
10 Gramm Melissenblätter
60 Gramm Hagebuttenschalen

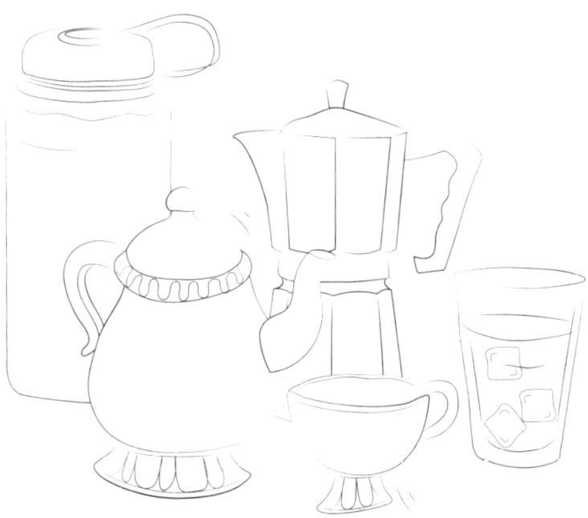

So bereitet ihr den Tee zu:
Häuft einen Teelöffel dieser Mischung an und lasst ihn in einem Liter kochendem Wasser ziehen. Aber nicht zu lange, sonst schmeckt er eventuell zu bitter. Trinkt auch hiervon vier bis fünf Tassen pro Tag.

Ganz entspannt auf der Schüssel sitzen

Wie auf Seite 31 erwähnt, ist es für euren Beckenboden und die Blase wichtig, wie ihr auf der Toilette sitzt. Es gilt: nicht pressen, den Urin einfach laufen lassen und sichergehen, dass alles raus ist, was keine Miete zahlt. Der Toilettengang ist kein Wettlauf, ihr könnt euch dabei so viel Zeit lassen, wir ihr müsst und wollt. Presst den Urin also nicht schnell heraus und vermeidet, mit den Bauchmuskeln mitzudrücken.

Das gilt auch für das große Geschäft. Leidet ihr öfter unter Verstopfung, müsst also öfter ordentlich pressen, kann das auf Dauer eurem Beckenboden schaden. Damit auf der Toilette bald schon wieder alles glattläuft, solltet ihr einen genaueren Blick auf eure Essgewohnheiten werfen und eventuell mit einer Ernährungsexpertin sprechen.

Schätzt die Arbeit des kompletten Blasenapparates wert. Der Gang zur Toilette sollte keine lästige Kleinigkeit mehr sein, die schnell erledigt werden muss. Nehmt euch Zeit und dankt eurer Blase im Geiste, dass sie euch eine so gute Freundin ist und funktioniert – das ist nicht immer unbedingt selbstverständlich.

Ernährt euch gesund und ausgewogen

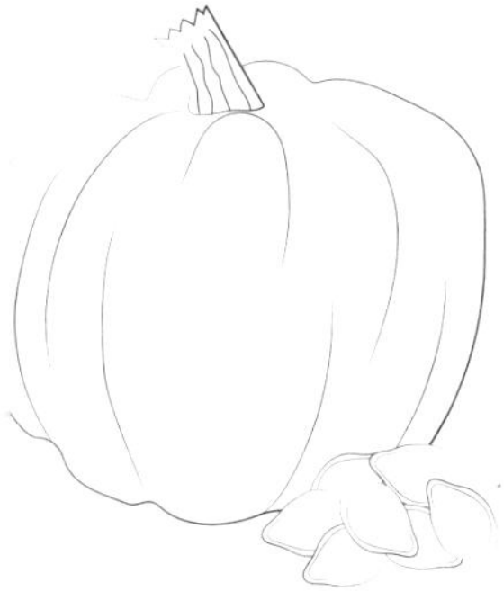

Auch mit eurer Ernährung könnt ihr eurer Blase etwas Gutes tun. Vitamine und Mineralstoffe sind besonders gut, weil sie die allgemeine Widerstandskraft eures Körpers stärken. Und wie ihr wisst, ist ein gutes Immunsystem der beste Schutz vor Infektionen und Krankheiten. Täglich sollte deswegen viel Gemüse und Obst auf eurem Speiseplan stehen. Besonders der Kürbis oder explizit gesagt seine Kerne können die Blase beruhigen. Hierzu könnt ihr es mit Kapseln aus der Apotheke oder Drogerie probieren oder euch täglich die Kerne pur genehmigen. Sie schmecken ja auch ganz gut.

Sensible Blasenträger*innen sollten auf Lebensmittel mit einem hohen Säuregehalt wie Zitrusfrüchte oder Ananas verzichten, da sie die Blase zusätzlich reizen können. Achtet im Allgemeinen einfach darauf, welche Lebensmittel euch guttun (und schmecken natürlich). Achtet darauf, ob ihr eure Ernährung gut vertragt oder eventuell mit Verstopfungen oder Blähungen reagiert. Müsst ihr beim großen Geschäft drücken wie die Weltmeisterinnen, weil einfach nichts rauskommt, solltet ihr das unbedingt abklären lassen. Staut es sich bei euch öfter im Darm, kann sich das negativ auf eure Blase und deren Funktion auswirken. Klar, der überfüllte Enddarm macht sich ganz schön breit und kann so auf die Blase drücken. Merkt ihr also, dass ihr Probleme im Bereich eures Hintertürchens habt, scheut euch bitte nicht, das ärztlich abklären zu lassen.

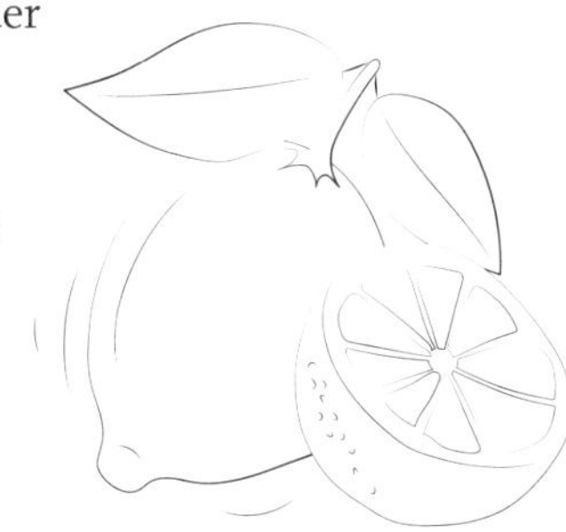

Die richtige Kleidung

Na? Was tragt ihr so drunter? Nein, keine Angst, das soll keine anzügliche Frage sein. Für euren Intimbereich und eure Blase ist es aber wirklich wichtig. Würden die nämlich mit euch in ein Dessous-Geschäft gehen, würden nur lockere Baumwollschlüppis in eure Einkaufstüte wandern. Zu enge und am besten noch aus synthetischen Stoffen hergestellte Höschen können das zarte Gewebe der Scheiden- und Harnröhrenöffnung reizen und so eine unschöne Infektion auslösen. Wollt ihr eurer Vulva und Blase also eine Freude machen, steigt auf bequeme Baumwollunterwäsche um. Die sexy Strings müsst ihr ja nicht wegschmeißen. Tragt sie aber nicht mehr täglich, sondern eben zu besonderen Anlässen. Bei der Wäsche eurer Unterwäsche (hihi) solltet ihr darauf achten, dass euer Waschmittel nicht zu aggressiv oder parfümiert ist. Auch das kann zu Reizungen und Irritationen führen.

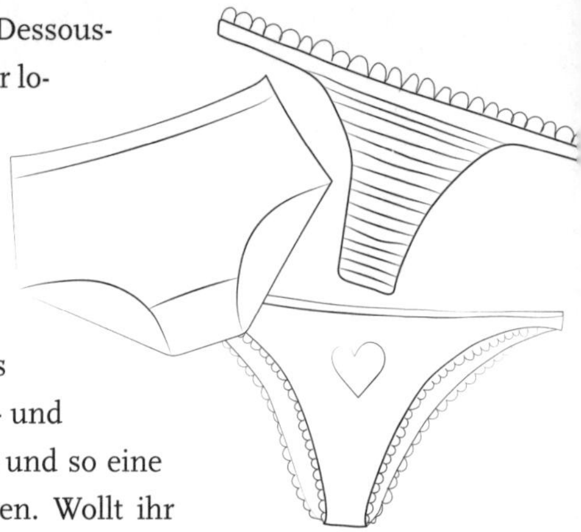

Neben eurer Unterwäsche können aber auch die Jeans schuld an gestressten Genitalbereichen und Blasen sein. Sitzen die nämlich zu eng, ist das nicht nur irre unangenehm und sieht bescheuert aus, es reibt und schneidet im Schritt ein und macht euren Genitalbereich so zur perfekten Landebahn für Bakterien und Viren.

Haltet eure Füße warm

Kalte Füße sind nicht nur Feind eines gemütlichen Abends auf dem Sofa oder romantischer Stunden zu zweit unter der Bettdecke – auch unserer Blase machen sie das Leben schwer. Die Kälte selbst schädigt zwar nicht direkt der Blase, sie schwächt aber unser Immunsystem. Der Körper schaltet bei Kälte auf Sparflamme und drosselt seine Energie. Füße und Hände werden weniger durchblutet und kühlen aus. Wärmen wir unsere Füße nicht auf, wird die Durchblutung der Schleimhäute gemindert, so dass unser Immunsystem geschwächt ist und Bakterien, Keime und Viren jetzt leichter eindringen und unserer (Blasen-)Gesundheit schaden können. Um das zu verhindern, könnt ihr einfach grobe und supergemütliche Wollsocken neben dem Sofa bunkern. Oder ihr legt eine Wärmflasche über eure Füße.

++ *Ansteigende Fußbäder machen kalten Füßen den Garaus*

Was auch super ist: ansteigende Fußbäder. Ansteigend bedeutet, dass ihr die Temperatur stetig erhöht. Hierfür gebt ihr etwa 30 Grad warmes Wasser in eine Schüssel (oder die Badewanne) und taucht eure Füße ein. Gießt etwa alle zwei Minuten heißeres Wasser nach, bis ihr etwa 40 Grad erreicht habt. Ist das passiert, bleibt ihr noch etwa eine Viertelstunde sitzen und genießt, wie die Wärme von unten langsam immer weiter nach oben in euren Körper steigt. Ich sag's euch: Herrlich! Das Coole (oder eher Hotte) – genehmigt ihr euch in regelmäßigen Abständen diese Fußbäder, gehören ausgekühlte Füße und sensible Blasen bald der Vergangenheit an.

Auf eine gesunde und geschmeidige Wirbelsäule achten

Alle Nerven, die für die Harnblase zuständig sind, kommen aus den Wirbeln des Kreuz- und Steißbeins und laufen über die Wirbelsäule weiter in unser Gehirn. Deswegen ist es natürlich sehr wichtig, dass der Rücken gesund und munter ist. Schon kleine Verletzungen, die wir selber vielleicht gar nicht merken, können große Auswirkungen auf den Blasenapparat haben. Deswegen ist ein trainierter Rücken sehr wichtig. Noch wichtiger: Das Rückentraining muss richtig durchgeführt werden. Führt ihr die Übungen falsch aus, kann das eher schaden als nutzen. Seid ihr unsicher oder habt vielleicht sogar schon Schmerzen, fragt bitte unbedingt eine Expertin auf dem Gebiet.

Gerade wenn ihr durch euren Job die meiste Zeit des Tages sitzt (willkommen im Club), geht das ziemlich auf den Rücken. Achtet darauf, euren Schreibtisch samt Bildschirm richtig und rückenfreundlich einzustellen, so dass ihr nicht in einen Buckel oder ein Hohlkreuz verfallt. Daneben tut es eurem Rücken gut, ab zu und mal aufzustehen, euch zu strecken und ein paar Schritte zu gehen. Vielleicht ja sogar auf die Toilette. Verfallt ihr zu oft ins Hohlkreuz oder macht einen Buckel, kann es passieren, dass die Organe zusammengestaucht werden oder die Spannung im Beckenboden vermindert wird. Beides ungute Bedingungen für eine funktionstüchtige und gesunde Beckenbodenmuskulatur. Also, ab jetzt Haltung wahren, Ladies.

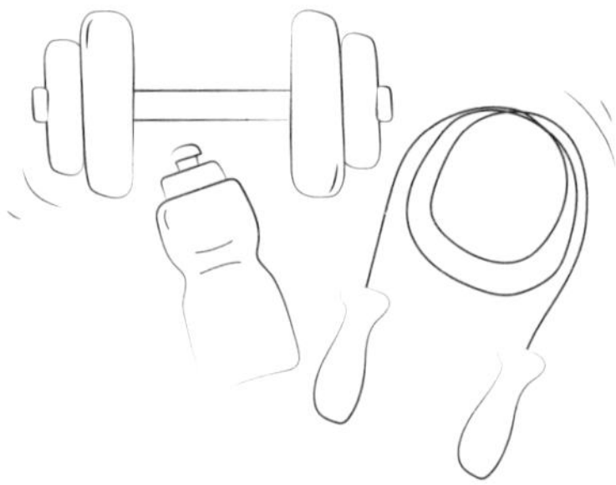

Intimpflege ja, aber bitte nicht übertrieben

Ja, ja, die Werbung und diverse Frauenmagazine wollen uns ja immer noch weismachen, dass unser Intimbereich schmutzig und stinkig ist und mit diversen Reinigungsmittelchen bearbeitet werden muss. Dass das ziemlicher Quatsch ist, wisst ihr hoffentlich. Unsere Vulva ist ein ziemlich sauberes Organ, es verfügt nämlich anders als der Penis über einen Selbstreinigungsmechanismus. Abgestorbene Hautschüppchen, Zellen, Bakterien und Co. schwemmt sie einfach aus.

Ganz genau, das ist der klare oder weißliche Ausfluss, den wir jeden Tag in unserer Unterhose vorfinden. Dieser Ausfluss besteht hauptsächlich aus Milchsäurebakterien, die den pH-Wert untenrum schön sauer halten. Ein saures Milieu mögen Bakterien und Viren nämlich gar nicht. Sie verschwinden also schnell wieder und breiten sich nicht aus. Daneben verfügt unser Intimbereich über eine Schleimhautoberfläche, die als eine Art Rutschbahn fungiert und es Bakterien und Viren so erschwert, es sich hier gemütlich zu machen und sesshaft zu werden.

Reinigen wir unseren Intimbereich nun wie bekloppt, schrubben wir also auch die wichtigen Wachposten, die Bakterien und Viren fernhalten sollen, mit weg. Das Resultat: Unser Intimbereich ist so gut wie wehrlos und kann angegriffen werden. Deswegen sollten wir unseren Intimbereich nicht übertrieben häufig waschen. Am besten eignen sich milde Duschgels und lauwarmes frisches Wasser. Daneben kann ein Extrahandtuch für euren Intimbereich sinnvoll sein, das ihr regelmäßig wechselt. Euer Gesicht trocknet ihr ja auch nicht mit dem gleichen Handtuch ab, mit dem ihr euch eben die Füße trockengerubbelt habt, oder?

Um eure Blase in allen möglichen Lebens- und Gefühlslagen zu unterstützen, ist ein gesunder und kräftiger Beckenboden das A und O. Und den solltet ihr nicht erst auf dem Schirm haben, wenn er schwächelt und nicht mehr wie gewünscht funktioniert. Vorsorge ist hier tatsächlich besser als Nachsorge. Deswegen ist es ratsam, Beckenbodentraining in euren Alltag zu integrieren. Das Gute: Um den Beckenboden zu trainieren oder auch aktiv zu entspannen, braucht ihr kein Fitnessstudio und auch kein Equipment. Ihr braucht nur euch und euren Beckenboden.

Vielleicht hilft es euch, sich das Ganze bildlich vorzustellen. Euer Beckenboden ist ein Tuch, das an eine Schnur gespannt ist. Diese Schnur geht durch euren gesamten Körper, durch euren Bauch über die Brust und endet über eurem Kopf. Spannt ihr den Beckenboden nun an, wird imaginär an dieser Schnur gezogen und der Beckenboden hebt sich. Entspannt ihr ihn wieder, passiert genau das Gegenteil, der Beckenboden sinkt langsam nach unten und ist entspannt. Wollt ihr es romantischer, könnt ihr euch euren Beckenboden auch als zarte Blüte vorstellen, die sich öffnet und schließt. Eurer Fantasie sind keine Grenzen gesetzt.

++ *Die richtige Atmung während des Beckenbodentrainings*

Damit ihr euren Beckenboden richtig trainiert, ist es wichtig, auf eure Atmung zu achten. Unser wichtigster Atemmuskel, das Zwerchfell, wölbt sich beim Einatmen aus und drückt dabei die Bauchorgane samt Beckenboden nach unten. Atmen wir aus, passiert das Gegenteil: Unser Zwerchfell hebt sich, die Beckenbodenmuskeln ziehen sich zusammen und nach oben. Arbeiten wir nun gegen unsere Atmung, ziehen den Beckenboden also beim Einatmen ein, ist es schwieriger für die Muskeln, sich kraftvoll zusammenzuziehen und sich danach zu entspannen. Es gilt also: Ausatmen – Beckenboden anspannen, Einatmen – Beckenboden entspannen.

Habt ihr euch nun dabei erwischt, euren Beckenboden genau umgekehrt zu trainieren, ihn also beim Einatmen anzuspannen, ist es jetzt an der Zeit, sich umzugewöhnen. Fällt euch das schwer, könnt ihr euch wieder eure Fantasie zur Hilfe nehmen. Stellt euch vor, dass ihr bei jeder Ausatmung mehr Platz im Bauch habt. Das Zwerchfell hat extra Platz für euren Beckenboden gemacht, so dass der sich durchs Anspannen nun richtig schön breit machen kann.

Neben gezielten Übungen, die aktiv euren Beckenboden stärken, könnt ihr auch im Alltag darauf achten, ihn zu schonen. Im Großen und Ganzen geht es darum, den Beckenboden zu schützen und zu großen Druck zu vermeiden. Damit er noch lange stark und stützend für euch und eure Blase da sein kann.

++ *Richtig aufstehen*

Jaja, der Wecker klingelt und ihr müsst euch total verschlafen aus dem Bett quälen. Was, wenn ich euch jetzt aber sage, dass es wichtig ist, WIE wir aufstehen? Denn ja, unserem Beckenboden (und dem Rücken übrigens auch) gefällt es gar nicht, wenn wir uns wie Gräfin Dracula direkt aus der Rückenlage nach oben wuchten. Viel gesünder ist es, wenn wir uns davor auf die Seite drehen, abstützen und dann den kompletten Oberkörper mit Hilfe der Arme nach oben bringen. Ja, das ist zu Beginn etwas gewöhnungsbedürftig und wird ganz gerne mal vergessen, aber glaubt mir: Nach einiger Zeit werdet ihr gar nicht mehr wissen, dass ihr mal anders aus dem Bett aufgestanden seid.

++ *Schwere Gegenstände heben*

Sei es beim Umzug, Aufräumen oder der Kinder- oder Haustierbetreuung: Wir alle müssen ab und zu schwere Dinge heben. Hier besteht nicht nur akute Muskelkater- oder Hexenschuss-Gefahr, auch der Beckenboden kann in Mitleidenschaft gezogen werden. Dann nämlich, wenn ihr die Kraft, die ihr für das Heben aufbringen müsst, nicht aus euren Beinen nehmt, sondern aus dem Rücken. So übt ihr wahnsinnig viel Druck auf den Beckenboden aus – von eurem Rücken ganz zu schweigen. Euer gesamter Körper wird es euch danken, wenn ihr ab jetzt in die Knie geht und die Gegenstände, Kinder oder Haustiere dann mit geradem Oberkörper und Beinmuskeln wieder anhebt. Was auch sehr wichtig ist, aber leider oft vergessen wird: die richtige Atmung. Damit Teamwork zwischen den Bauch-, Rücken- und Beckenbodenmuskeln funktioniert, ist es wichtig, dass ihr normal weiteratmet und nicht etwa die Luft anhaltet.

++ *Das richtige Verhalten, wenn ihr erkältet seid*

Ihr schlagt euch mit einer fiesen Erkältung herum und seid ständig am Husten und Niesen? Dann erstmal gute Besserung! Und ihr ahnt es schon: Das ständige Niesen und Husten geht auf Dauer nicht nur ziemlich auf die Nerven, sondern auch auf den Beckenboden. Denn klar, bei jedem Hatschi und Hust-Hust baut unser Körper einen ziemlich großen Druck auf, der sich auch auf den Beckenboden ausübt. Um diesen Druck zu mindern, könnt ihr mal versuchen, euch beim nächsten Mal Niesen oder Husten, statt geradeaus nach vorne, nach rechts oder links zu drehen. Und natürlich in die Armbeuge und nicht in die Hand husten oder niesen.

Nicht gegen die Blase »arbeiten«

Wie ich finde, einer der wichtigsten Punkte. Seid lieb zu eurer Blase und akzeptiert ihre Bedürfnisse. Hört auf, gegen sie zu arbeiten und sie zu ärgern. Wisst ihr, dass sie extrem auf Kaffee oder Gin Tonic reagiert und euch häufiger auf die Toilette schickt, vermeidet diese Getränke. Oder beschwert euch nicht, wenn ihr alle zwanzig Minuten pinkeln müsst. Hört auf, negative Zwiegespräche mit eurer Blase zu führen, wenn sie sich mal wieder in einem superungünstigen Zeitpunkt meldet. Sie macht das schließlich auch nicht freiwillig oder um euch zu ärgern (also, nicht dass ich wüsste ...).

Freundet euch mit eurer Blase und ihren Mitarbeiterinnen wie Nieren, Beckenboden und so weiter an. Versucht, sie kennenzulernen, zu verstehen, warum sie wie reagieren. Pflegt sie, indem ihr genügend trinkt, gesund esst, Sport macht, euch aber auch entspannt und ausruht.

Achtet auf eure Fitness

Sport ist immer gut. Für Körper und Kopf. Auch eure Blase findet es super, wenn ihr euch regelmäßig bewegt. Besonders toll findet sie Sportarten, die die Durchblutung anregen und Körpermitte sowie Beckenboden stärken. Yoga und Pilates feiert sie. Auch Fahrradfahren und Schwimmen sagen ihr zu.

Sind Blase und Beckenboden gesund und gekräftigt, könnt ihr euch sport- und fitnesstechnisch voll austoben, alles ist erlaubt, was euch guttut. Ein gesundes Körpergewicht, also nicht zu viel, aber auch nicht zu wenig auf den Rippen, ist nicht nur gut für eure Blase, sondern für eure körperliche und geistige Gesundheit.

Tröpfelt es dagegen ab und zu bei euch, eurer Beckenboden befindet sich also gerade nicht in Bestform, solltet ihr auf zu wilde Sportarten verzichten. Und damit meine ich jetzt nicht Extremsportarten wie Klettern, Tiefseetauchen oder Base-Jumping. Alle Sportarten, bei denen ihr springt, euch schnell bewegt und dann abrupt abstoppen müsst, die euren Körper also so richtig durchschütteln, üben starke Erschütterungen auf eure Blase und den Beckenboden aus. Sehr unbeliebt. Zu diesen No-go-Sportarten zählen zum Beispiel Squash, Seilspringen, Tennis, Handball und so weiter. Hier solltet ihr darauf achten, wie es Blase und Beckenboden damit geht.

Die Blase als Spiegel der Seele

75 Prozent, also zwei Drittel der Blasenprobleme haben neben einer körperlichen auch eine psychosomatische Ursache.

Eine wirklich bemerkenswerte Zahl, oder nicht? Klar, Sprüche wie »Ich mach mir aus Angst in die Hose« oder »angepisst sein« kommen ja nicht von ungefähr. Wir müssen häufiger auf die Toilette, wenn wir nervös sind oder unter Druck stehen. Aber warum eigentlich?

++ *Darum müssen wir öfter auf die Toilette, wenn wir nervös sind*
Schuld an dem Dauerlauf auf die Toilette vor dem Vorstellungsgespräch oder einem wichtigen Meeting ist das vegetative Nervensystem. Das steuert unsere Blasenfunktion. Wie wir auf Seite 52 zur Paruresis gelernt haben, besteht dieses Nervensystem aus dem Sympathikus und dem Parasympathikus. Der Sympathikus sorgt dafür, dass unsere Blase Urin sammeln kann. Er hält also den Schließmuskel schön dicht und hält den Blasenmuskel entspannt, damit sich die Blase ausdehnen kann. Der Parasympathikus dage-

gen ist für die Entleerung zuständig und bewirkt somit das komplette Gegenteil: Der Blasenmuskel wird aktiviert und zieht sich zusammen, der Schließmuskel lässt locker und der Urin kann abfließen.

Haben wir nun eine wichtige Prüfung, müssen einen Vortrag halten oder steht ein Vorstellungsgespräch an, macht uns das nervös, wir geraten unter Stress. Der Herzschlag erhöht sich, wir fangen an zu schwitzen oder zu zittern. Um das auszugleichen, wird der Parasympathikus aktiv. Er soll das System, also unseren Körper herunterfahren und beruhigen. Und wie tut er das? Indem er unter anderem die Blutgefäße der Haut erweitert, die Schweißproduktion anregt und eben die Blasenaktivität erhöht.

Man kann sich das vielleicht als eine Art Druckausgleich vorstellen, der unseren Körper entlasten soll. Habt ihr vor einem Vorstellungsgespräch also mit schweißigen Händen zu kämpfen, entdeckt rötliche Flecken auf dem Gesicht, Dekolleté oder Hals oder müsst alle zehn Minuten auf die Toilette, macht das euer Körper nicht, um euch zu ärgern oder noch mehr unter Stress zu setzen. Ganz im Gegenteil: Er will euch helfen und zur Entspannung beitragen.

Daneben reagiert unser Körper auch in Schock- oder Paniksituationen mit plötzlichem Harndrang oder sogar tatsächlichem Urinverlust. Das ist evolutionsbedingt. Standen unsere Vorfahren früher vor einem zähnefletschenden Säbelzahntiger, schaltete der Körper sofort in den Fluchtmodus. Um sich optimal darauf vorzubereiten, wurde jeglicher Ballast abgeworfen. Stuhl und Urin musste also so schnell wie möglich raus aus dem Körper. Schon interessant, wir sehr unsere Blase von unseren Empfindungen beeinflusst wird, oder?

Liegen also die Nerven blank, werden Blasen-, Beckenboden- und Schließmuskeln nicht mehr richtig gesteuert. Die kommen durcheinander und arbeiten nicht mehr zusammen, der Team-Spirit geht quasi verloren. Hält die nervliche Belastung länger an, kann sich daraus eine Blasenfunktionsstörung entwickeln und manifestieren.

Dass ein Blasenproblem psychosomatischer Natur ist, kann man auch daran erkennen, dass es nur im Wachzustand auftritt. Schickt euch eure Blase zum Beispiel tagsüber alle zwanzig Minuten superdringend auf die Toilette, lässt euch nachts aber in der Regel in Ruhe durchschlafen, ist es wahrscheinlich, dass euer Problem psychosomatischer Natur ist.

Welche psychischen Empfindungen die Blase besonders triggern und beeinflussen, kann man pauschal nicht sagen. Patientinnen mit psychosomatischen Blasenfunktionsstörungen sind ein sehr heterogenes Grüppchen mit unterschiedlichen Problemen.

Grob kann man aber sagen, dass die Blase in der Psychosomatik für Abgrenzung und Freiraum sowie Kontrolle und Kontrollverlust steht. Daneben können Probleme mit der Blase auch als Nebensymptom von Depressionen, sexuellen Störungen oder Ausdruck verschiedener Angststörungen, wie etwa Platzangst, auftreten oder diese sogar verstärken.

++ *Der Harnblasen-Typ von Barral*

Für den französischen Wissenschaftler und Osteopathen Jean-Pierre Barral ist jedes Organ mit bestimmten Emotionen verbunden, die es auf Dauer schwächen, reizen und krank machen können. Um das besser zu verstehen, teilt er Menschen in verschiedene Organtypen ein und beschreibt, was diese Organtypen ausmacht und warum bestimmte Verhaltens- und Denkmuster immer wieder zu Problemen mit bestimmten Organen führen. Neben dem Herz-Typ, dem Genital-Typ oder dem Brust-Typ ist natürlich auch der Harnblasen-Typ dabei.

Laut Barral liegt die Ursache von Blasenproblemen schon in der Erziehung im Kindesalter. Verläuft die recht streng mit vielen

Verboten, Bestrafungen und Disziplin, kann sich das später im Erwachsenenalter in unkontrollierten Ängsten und Schuldgefühlen äußern. Betroffene haben Schwierigkeiten, ihren Körper und dessen Funktionen anzunehmen und zu akzeptieren. Solche inneren Spannungen können einen großen Einfluss auf die Blase und deren Funktion haben.

Daneben ist für Barral die Blase das Organ, das für Kontrolle steht. So sieht er Menschen mit Blasenproblemen als Kontrollfreaks. Aber nicht anderen gegenüber, sondern sich selbst. Alles muss perfekt sein, sich gehenlassen oder Dinge auch mal aufzuschieben, geht nicht. Blasentypen haben wahnsinnige Angst davor, von anderen beurteilt zu werden und in schlechtem Licht zu erscheinen. Deswegen versuchen sie oft, es allen recht zu machen und nicht anzuecken. Negativ Auffallen kommt für den Blasentyp nicht in Frage. Dieser permanente Druck und die Anspannung müssen irgendwann irgendwie raus aus dem Körper und das passiert nicht selten über die Blase.

++ *Das kann man gegen psychosomatische Blasenprobleme tun*

Um langfristig eine Besserung oder Linderung der Symptome zu erreichen, ist eine gezielte Psychotherapie wichtig. Hier sollen die Betroffenen verstehen, wie und warum ihre körperlichen Symptome mit der Psyche zusammenhängen. Warum spielt ihre Blase verrückt, obwohl das Problem woanders liegt? Daneben kann alten oder vielleicht sogar unterbewussten Verhaltensmustern auf den Grund gegangen werden. Sie können bearbeitet werden, um eventuelle Angst- oder Zwangserkrankungen zu lockern. Dafür sind Entspannungsübungen und Stressbewältigungsstrategien wichtig, die die Betroffenen auch im Alltag integrieren können.

8.

Witzige Fakten über die Blase

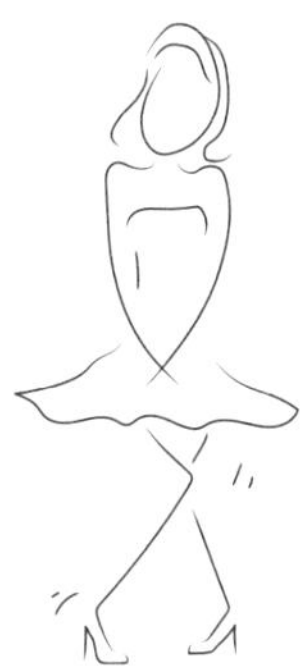

HAHAHA

Zum Schluss noch was für alle Streber*innen unter uns, die gerne mit lustigem Wissen glänzen und immer auf der Suche nach flotten, intelligenten Witzen zur Auflockerung sind. Denn glaubt mir, die Blase und ihre Funktionsweise kann auf Partys ein echter Eisbrecher sein. Und das nicht nur, wenn ihr mal wieder an der viel zu langen Kloschlange anstehen müsst.

Ein geschichtlicher Exkurs

Schon früher wussten Menschen, dass man mit der Blase so einiges anstellen kann. Tierblasen wurden nämlich nicht einfach als Schlachtabfall achtlos weggeschmissen, sondern zu diversen Gebrauchsgegenständen weiterverarbeitet. Klar, die Blasenwand ist schließlich ziemlich robust, aber trotzdem leicht. Perfekt also zur Herstellung von Transportmitteln wie Säcken oder Taschen. Zum Fußballspielen eignete sich besonders gut eine Schweineblase. König Henry VIII. von England, ihr wisst schon, der mit den sechs Frauen, von denen er zwei hinrichten ließ, liebte es angeblich, auf dem englischen Hof den ein oder anderen Schweineblasenfußball übers Feld zu kicken.

Überhaupt wurden Schweineblasen viel als Spielzeug benutzt. Kinder pusteten sie auf oder befüllten sie mit Wasser und bastelten sich so Luftballons oder Wasserbomben. Erwachsene benutzten sie eher für andere Dinge, die Spaß machen. Ganz genau, die ersten Kondome wurden aus Tierblasen gefertigt. Der Sage nach war König Minos von Kreta der erste richtige Kondombenutzer. Da er annahm, sein zuerst vergossener Samen wäre tödlich für seine geliebte Frau Pasiphae, schützte er sie, indem er sich ein Kondom aus einer Ziegenblase überzog. Später in der Antike benutzten Griechen die Tierblasen-Kondome regelmäßig. Aber nicht, um eine Schwangerschaft zu verhindern, sondern um sich vor Geschlechtskrankheiten zu schützen.

Wie das wohl die Inuit, die Ureinwohner aus Alaska, finden? Die glauben nämlich, dass sich die Seele eines Tieres in seiner Blase befindet. Als Kondomersatz kommen Tierblasen deswegen wohl eher weniger in Frage. Um die erlegten Tiere, in diesem Fall hauptsächlich Robben, gebührend zu zelebrieren und sich für die Gaben zu bedanken, feierten die Inuit jedes Jahr in der Mitte des Winters ein sogenanntes Blasenfest. Hierfür wurden die Blasen aller erlegten Tiere gesammelt, getrocknet, aufgeblasen und schön bunt angemalt. Diese neu gestalteten Tierblasen wurden nun zu Ehren des jeweiligen Tieres zurück ans Meer übergeben. So sollte den früheren Blasenbesitzern Respekt gezollt werden und für eine gute kommende Jagdsaison gebetet werden. Außerdem glaubten die Inuit, dass aus den Blasen wieder neue Tiere entstehen, so dass das natürliche Gleichgewicht bestehen blieb. Was für ein schöner Brauch.

Kann fremder Urin tödlich sein?

Bitte melden, wer sich diese Frage noch nie gestellt hat. Sei es während eines adrenalingeladenen Films, in dem die Protagonist*innen nichts mehr zu trinken finden und nun über mögliche Alternativen nachdenken müssen, oder während eines kindischen Spiels wie »Wahrheit oder Pflicht«. Dass man seinen eigenen Urin trinken kann und einige Menschen das als Therapie auch tun, ist nichts Neues (mehr dazu auf Seite 58). Wie sieht es aber mit fremdem Urin aus? Könnte man den im Ernstfall auch trinken? Oder ist der giftig, weil er ja nicht von uns selber kommt?

Es ist so: Solange der Urinspender oder die Urinspenderin gesund und der Urin frisch ist, könnt ihr ihn ohne Sorge trinken. Ohne Sorge heißt aber nicht unbedingt lecker oder empfehlenswert. Daneben ist es wichtig, dass der Mensch, der als Urinspender auserkoren wurde, vorher auch genug getrunken hat, sein Flüssigkeitsspeicher also ausreichend gefüllt ist. Ist das nicht der Fall, besteht der Urin nämlich nur aus Abfallstoffen, die der Körper loswerden will.

++ *Gib mir deinen Saft, ich geb dir meinen*
Es gibt sogar Menschen, die fremdes Pipi anturnend finden. Urophelie bezeichnet man die sexuelle Vorliebe, selber jemanden anzupinkeln oder sich anpinkeln zu lassen. Landet dieser fremde Urin dann nicht irgendwo auf der Haut, sondern im Mund und wird gerne geschluckt, spricht man von Urophagie. Damit es sich ein bisschen mehr nach Spaß anhört und nicht wie eine schlimme Krankheit, nennen einige es auch Natursekt, Golden Shower, Wet-Games oder einfach nur Peeing.

Das seltsame Pinkelverhalten der Tiere

Was hat ein Elefant mit einer Katze gemeinsam? Oder einem Waschbären? Oder einer Hyäne? Nein, sie sind nicht gleich groß oder haben den gleichen Körperbau – nicht mal annähernd. Trotzdem brauchen sie beim Pinkeln alle gleich lang. Nämlich etwa 21 Sekunden. Und das, obwohl in die Blase eines Elefanten etwa 18 Liter Urin passen, während die einer Katze nur niedliche fünf Milliliter fasst. Verrückt, oder?

Herausgefunden hat das ein Forscherteam in Atlanta. Sie untersuchten das Pinkelverhalten von Zootieren, die alle über drei Kilogramm wogen. Wie pinkeln sie, wann und wie viel. Heraus kam, dass sie alle ihre Blase in 21 Sekunden entleeren und zwar etwa fünf bis sechsmal am Tag. Das hat wohl mit der Länge der Harnröhre und der Schwerkraft zu tun. Nur Tiere mit einer gewissen Größe, in diesem Fall über drei Kilo Gewicht, sind in der Lage, einen Pinkelstrahl zu bilden. Das ist kleineren und leichteren Tierchen nicht vergönnt. Bei ihnen tröpfelt es nur leicht, wenn sie ihre Blase entleeren möchten.

++ *Faultiere: Jeder Gang aufs Klo könnte ihr letzter sein*

Dass Faultiere nicht zu den aktivsten und schnellsten Tieren gehören, wissen wir. Aber wusstet ihr auch, dass sie so faul sind, dass sie ihre Blase und den Darm maximal einmal die Woche leeren? Was heißt faul, ihr Stoffwechsel ist einfach so langsam. Drücken die Blase oder der Darm dann doch mal, scheuen die süßen Tierchen aber keine Mühen und legen sich richtig ins Zeug: Sie verlassen ihr gemütliches Baumnest und krabbeln Richtung Boden. Und wir alle wissen, wie lange das bei Faultieren dauert und wie beschwerlich es ist. Unten angekommen buddeln sie eine Grube aus, in der sie ihr Geschäft verrichten. Trotz Faulheit sind sie also sehr reinliche Tiere.

Das Tragische an der ganzen Prozedur: Während die Faultiere sich voll und ganz darauf konzentrieren, ihre Notdurft zu verrichten, sind sie eine sehr leichte Beute für Fressfeinde. Deswegen stirbt etwa die Hälfte aller Faultiere beim Klogang. Da würde ich mir dreimal überlegen, meine Blase oder den Darm zu leeren.

Und überhaupt. Warum lassen sie die Ladungen nicht einfach vom Baum fallen oder plätschern? Forscher fanden heraus, dass Pipi oder Kacke nicht der einzige Grund sind, warum die Faultiere die gefährliche Reise nach unten auf sich nehmen. Es liegt an den grünen Algen, die auf der Haut der Faultiere wachsen. Diese Algen dienen den Tieren nicht nur als netter Zwischensnack, sie schützen sie auch optisch vor Greifvögeln. Damit diese Algen auch prächtig und schön grün gedeihen, leben kleine Motten im Faultierfell, die sich liebevoll um den Algenwuchs kümmern. Sie legen ihre Eier im Faultierkot ab. Schlüpfen die kleinen Babymotten, ernähren sie sich zunächst von den Faultierexkrementen und fliegen als Erwachsene zurück ins grüne Fell der Faultiere. Mit im Gepäck: jede Menge Faultier-Ausscheidungen, die sich super als Dünger für die Algen machen. Ihr seht: eine durchaus fruchtbare, wenn auch gefährliche Dreierbeziehung.

++ *So kann man Pferde zum Pinkeln animieren*
Stellt euch das mal vor: Euch pfeift jemand ins Ohr und ihr müsst auf die Toilette. Lustig, oder? Na ja, außer wir befinden uns auf einem Sportevent mit viel Gejohle und Gepfeife – dann wird die Sache eher ungemütlich. Genauso ist es aber bei Pferden. Die fangen an zu pinkeln, sobald sie einen Pfeifton hören. Warum das so ist, ist nicht ganz klar. Man geht aber davon aus, dass das Pfeifen irgendwie beruhigend auf die Tiere wirkt, so dass sich ihre Verspannungen lösen, der Schließmuskel geöffnet wird und sich die Blase leert. Diese Technik wird besonders vor Pferderennen benutzt, damit die Pferde nicht mit voller Blase losgaloppieren oder eventuelle Dopingkontrollen mit dem Urin durchgeführt werden können.

Das etwas andere Überraschungsei

Chinesische Frühlingseier – hört sich doch gut an, oder? Wie sie aber gekocht werden, ist gewöhnungsbedürftig. Nämlich nicht in normalem Wasser, sondern – ihr ahnt es vielleicht – in Urin. Genau genommen Kinderurin.

In der chinesischen Stadt Dongyang gelten die sogenannten Virgin oder Boy Eggs als Delikatesse und wurden sogar zum Kulturerbe ernannt. So, so. Die Eier sollen nicht nur extrem lecker schmecken, sondern auch richtig gesund sein. Gegen Gelenkschmerzen, Fieber oder Abgeschlagenheit sollen sie helfen.

Damit sie ihre volle Wirkung entfalten können, darf nur Pipi von zehnjährigen Jungs verwendet werden. Warum Mädchenurin schlechter sein soll, ist nicht bekannt. Gesammelt wird der Urin übrigens freiwillig in Schulen. Dort stehen Bottiche bereit, in denen sich die Jungs entleeren sollen. Die Eier werden gewaschen und für etwa eine Stunde in heißem Urin gekocht. Mit Schale. Die wird im zweiten Durchgang aufgebrochen und entfernt, damit sich die Eier so richtig schön mit dem Kinder-Pipi vollsaugen können. Lecker! Am Ende des Pipi-Bades sind die Eier hartgekocht und haben eine gelblich bräunliche Farbe angenommen. Schmecken sollen die Eier übrigens leicht würzig.

Die Verpiss-dich-Pflanze

Ihr wolltet gewissen Menschen schon immer durch die Blume sagen, dass ihr sie nicht mögt? Ihnen quasi den floralen Mittelfinger zeigen? Könnt ihr. Es gibt nämlich eine sogenannte Verpiss-dich-Pflanze.

Alle, die sich die Pflanze nun als hässliches, stinkendes Unkraut vorstellen, muss ich enttäuschen. Die Pflanze ist mit ihren zartgrünen Blättchen und den lila Blüten durchaus schön anzuschauen. Und wirklich schlecht riechen tut sie auch nicht. Sie trägt ihren Namen auch nicht, um Menschen zu verärgern oder fernzuhalten, sondern Tiere. Genauer gesagt Hunde, Katzen und Kaninchen. Die können den Geruch der Verpiss-dich-Pflanze, aus der Gattung der Harfensträucher, anscheinend so gar nicht ab und verpissen sich, sobald sie sie riechen. Deshalb wird die Verpiss-dich-Pflanze in

England auch Scaredy Cat oder Dog's Gone genannt. Wollt ihr euren Garten also zur tierfreien Zone machen, schafft euch lieber eine Verpiss-dich-Pflanze an als giftige Schädlingsbekämpfungsmittelchen.

Pee Power:
»Pinkel mal, ich brauch Licht«

Pinkeln und gleichzeitig Gutes für sich, seine Mitmenschen und die Umwelt tun? Ja, das geht. Forscher der Universität Bristol haben es nämlich geschafft, aus Urin Strom zu erzeugen. Das funktioniert, weil Urin neben Wasser Kohlenhydrate enthält, die von Bakterien gegessen werden und so einen Stoffwechselprozess in Gang setzen. Hier ist es also ausnahmsweise gut, dass sich die Bakterien in unserem Urin wohlfühlen und sich kräftig und schnell vermehren. Obwohl ich eine echte Niete in Chemie oder Biologie war, versuche ich zu erklären, wie das Ganze funktioniert.

Um aus Urin Strom zu erzeugen, braucht man einen Keramikzylinder, die sogenannte mikrobielle Brennstoffzelle, an deren Innen- und Außenseite jeweils unterschiedliche Elektroden befestigt sind. Werden die Kohlenhydrate im Urin nun von den Bakterien zersetzt, entstehen positive und negative Teilchen. Die negativen Teilchen werden über einen Draht in die Brennstoffzelle hineintransportiert und sorgen dort für einen Überschuss an Negativität. Da negativ positiv anzieht und umgekehrt, bewegen sich die positiven Teilchen nun auch ins Innere der Brennstoffzelle. Et voilà, Energie wird freigesetzt, es entsteht Strom. Klar so weit?

Noch lohnt sich die Pipi-Power nicht wirklich flächendeckend, da man ziemlich viele dieser Brennstoffzellen braucht. Die Kosten für Material, Bau und Transport sind noch zu hoch. Wie toll und effizient Strom durch Pinkeln ist, konnten die Wissenschaftler schon unter Beweis stellen: 2015 stellten sie dem berühmte Glastonbury-Festival eine Brennstoffanlage mit etwa 400 Brennstoffzellen zur Verfügung. Besucher pinkelten so den Strom, der für die nächtliche Beleuchtung der Toilette sorgte. Auch in Nairobi wird mit Urin Strom erzeugt: In einer Mädchenschule steht eine Pinkel-Anlage, damit die Mädchen auch beim nächtlichen Wasserlassen genügend Licht haben und sicher sind. Wann auch wir unseren Strom selber pinkeln können, kann aktuell keiner sagen, die Wissenschaft arbeitet aber dran.

Wahnsinn: der größte Harnstein der Welt

Normalerweise sind Harnsteine nur wenige Millimeter groß und wiegen so gut wie nichts. Normalerweise. In Ungarn wurde nämlich der größte Harnstein der Welt entdeckt, der alle bisherigen Harnsteine wie kleine, süße Kieselsteinchen erscheinen lässt. Sein Kampfgewicht: stolze 1,125 Kilogramm und dabei so groß wie eine Honigmelone. Entdeckt wurde der Stein bei einer Routineuntersuchung. Denn der Träger des Steins hatte weder Schmerzen noch Probleme beim Pinkeln. Kann man sich bei der Größe eigentlich kaum vorstellen. Sachen gibt's …

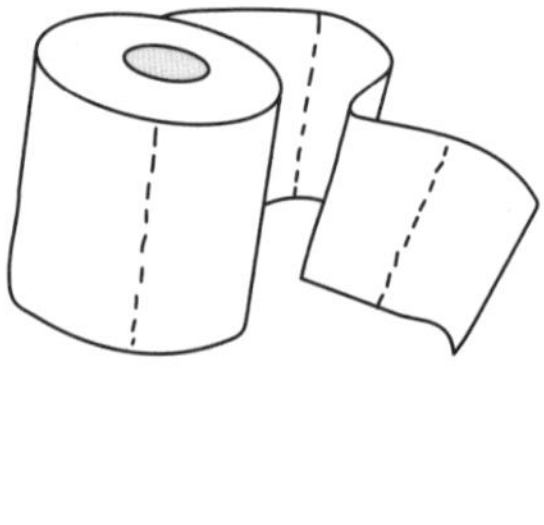

(Un)nützes Pinkelwissen

Welches Klo sollte ich benutzen? Was mache ich im Kino bei starkem Pinkeldrang? Und können Frauen im Stehen Pinkeln? Endlich Antwort auf all eure superwichtigen Fragen.

++ *Die Pinkel-Regel für den perfekten Klogang*

An alle Männer da draußen: Es gibt eine Formel, nach der beim Pinkeln nichts mehr danebengeht. Endlich keine bespritzten Toilettenschüsseln oder Hosen mehr. Und Jungs, diese Formel kriegt ihr hin, auch wenn ihr schlecht in Mathe seid. Ausgedacht, intensiv erforscht und für gut befunden hat die Anti-Spritz-Urinformel ein Team der Brigham Young University in Utah.

Um ab jetzt spritzfrei zu pinkeln, ist es wichtig, das Ziel nicht senkrecht, sondern eher waagrecht anzuvisieren. Das geht bei einem Pissoir natürlich leichter als bei der heimischen Toilettenschüssel. Die ist nun mal waagrecht angebracht. Daneben kommt es auf den Winkel an, mit dem der Urin aus der Harnröhre schießt. Hier gilt: Je kleiner, desto besser. Männer sollten den Pinkel-Winkel also verringern. Zum Schluss fanden die Forscher heraus, dass Man(n) sich so nah wie möglich an die Toilette stellen sollte. So geht nichts daneben, falls der Strahl frühzeitig abbricht oder es zu sonstigen Pisspausen kommt.

Abbrechen tut der Strahl in der Regel übrigens, nachdem er die Harnröhre etwa 15 bis 17 Zentimeter verlassen hat. Stehen Männer nun weiter, also etwa 20 Zentimeter entfernt von der Schüssel, ist klar, dass ein Teil des Strahls sein Ziel verfehlt.

Liebe Männer, ab jetzt wird also nur noch so gepinkelt. Könnt ihr euch die Formel nicht merken, ist es hier erlaubt, einen Spickzettel zu schreiben und an die Toilette zu hängen.

++ Ladies, stand up! So können auch Frauen im Stehen pinkeln

Aber auch wir Frauen können im Stehen pinkeln. Das ist natürlich besonders praktisch, wenn man unterwegs ist und sich einfach zu gerne schnell hinter einem Busch entleeren würde. Gut, dass es mittlerweile diverse Utensilien gibt, die es uns ermöglichen, auch im Stehen zu pinkeln. Das nervige In-die-Hocke-Gehen und dabei beten, dass einen keiner entdeckt und – am wichtigsten – nichts danebengeht, könnte also der Vergangenheit angehören.

Die sogenannte Urinella macht's möglich. Sie sieht aus wie ein kleiner Trichter, der oben den Urin aufnimmt, nach unten und über den Trichterausgang ableitet. Damit nichts danebengeht, wird die Öffnung zwischen die Schamlippen direkt an den Harnausgang gesetzt. Das Ende der Urinella wird nach unten und – wichtig – weg von der Kleidung gehalten. Macht ihr dabei alles richtig, sollte eure Haltung genauso aussehen wie bei Männern, wenn sie pinkeln. Und ja, man kann mit der Urinella auch Faxen machen, den Urinstrahl lenken und daraus witzige Muster pinkeln.

Meistens bestehen Urinierhilfen aus Silikon, so dass man sie mehrfach benutzen kann. Es gibt aber auch Produkte aus Pappe, die man zusammenfalten kann und nach dem Urinieren wegschmeißt.

Es gibt aber auch Pissoirs für Frauen. Auf denen können wir zwar nicht komplett senkrecht stehen wie Männer, hinsetzen müssen wir uns aber auch nicht. Die leichte Halbhocke, von Profis »Skifahrerhaltung« genannt, ist hier die perfekte Stellung. So müssen unsere Oberschenkel und Pobäckchen keine ekligen oder kalten Kloschüsseln berühren, was natürlich hygienischer ist und auch schneller geht. Die Hocktoilette ist in vielen Ländern der Welt weit verbreitet, zum Beispiel in Indien, im islamischen Raum oder in Südeuropa, im deutschsprachigen Raum ist sie bisher leider selten anzutreffen.

++ *Darum müssen wir im Wasser so oft auf die Toilette*

Da liegt man entspannt in der Badewanne, lässt sich von leckerem Badeöl die Sinne vernebeln, hört vielleicht noch beruhigende Musik und ist gerade dabei, so richtig schön wegzudösen, da meldet sich die Blase. Och Menno, warum denn ausgerechnet jetzt? Schuld daran ist der sogenannte Gauer-Henry-Reflex. Unser Blutfluss verändert sich unter Wasser. An Land wird unser Blut durch die Schwerkraft in die Beine und den Unterleib gezogen. Befinden wir uns im Wasser, werden die Venen komprimiert, so dass unser Blut nun andere Wege nimmt und von unten vermehrt in unsere Körpermitte, also Bauch- und Brustbereich, geleitet wird. Das hat zur Folge, dass die Dehnungsrezeptoren im Vorhof des Herzens aktiv werden, was zu einer Druckerhöhung führt. Um diesen Druck auszugleichen, schicken Herz und Lunge nervöse Signale an die Nieren, die zum Druckausgleich einen vermehrten Harndrang auslösen.

Werden die Dehnungsrezeptoren aktiviert, wird außerdem die Produktion des Antidiuretischen Hormons, kurz ADH, gebremst. ADH sorgt dafür, dass unser Körper genügend Wasservorrat hat, wir also nicht dehydrieren. Schüttet unser Körper nun zu wenig ADH aus, wird mehr Wasser in den Nieren zu Urin produziert. Dementsprechend müssen wir auf die Toilette.

Das gilt übrigens nicht für Astronauten im All, die Schwerelosigkeit führt hier nur dazu, dass das Signal zur Entleerung der Blase erst sehr spät kommt. Für Start, Landung und Aufenthalte im Spacesuit hat die NASA extra windelartige Shorts entwickelt.

++ *Pinkeln im Kino: So verpasst ihr keine spannenden Szenen mehr*

Kennt wohl jeder: Man sitzt im Kino, folgt gebannt dem Film und muss plötzlich auf die Toilette. Nun hat man zwei Möglichkeiten. Entweder man verschwindet schnell auf die Toilette, verpasst dafür aber spannende Minuten des Films. Oder man bleibt sitzen, hält den Schließmuskel dicht und quält sich so bis zum Ende des Films. Hmm, beides irgendwie nicht wirklich befriedigend.

Wie gut, dass es eine App gibt, die euch in genau diesen Situationen zur Hilfe kommt. »RunPee« heißt sie und zeigt euch genau an, wann der passende Moment im Film für eine Pipipause gekommen ist. Dann nämlich, wenn es im Film langweilige und unnötige Szenen gibt. Daneben sagt sie euch auch an, wie viel Zeit ihr für den Klogang habt und wann sich die nächste Möglichkeit zum Wasserlassen ergibt. Toll, oder?

++ *So erwischt ihr immer die sauberste Toilette auf öffentlichen Klos*

Zum Schluss noch ein superwichtiger Tipp. Welche Toilettenkabine in öffentlichen Klos ist wohl die sauberste, was glaubt ihr? Direkt die erste? Die in der goldenen Mitte? Oder vielleicht doch die letzte?

Der Award an die sauberste Toilette geht an – Trommelwirbel – die erste Toilettenkabine. Gratulation! Der Grund dafür ist die Tatsache, dass die erste Toilette vielen Menschen einfach zu nah am Eingang liegt. Sie wollen beim Pinkeln oder Verrichten ihres Geschäfts ihre Ruhe und Privatsphäre genießen. Und wenn man das in öffentlichen Toiletten überhaupt irgendwie kann, dann in der letzten Toilettenkabine. Und genau das ist der Grund, warum die erste Toilette am seltensten benutzt wird und somit sauberer ist. Merkt euch das also für euren nächsten Toilettenbesuch. Bitte, gern geschehen!

Danksagung

Krass, ich hab's geschafft. Wow, was für ein wilder Ritt. Aber hey, nun sind wir tatsächlich am Ende angekommen und darauf bin ich unendlich stolz.

Danken möchte ich als allererstes meinen beiden Schwestern.

Annette, ohne dich hätte ich dieses Buch niemals geschrieben. Du warst dabei, als sich meine Reizblase das erste Mal bemerkbar machte, und hast ihr durch deine tollen Zeichnungen ein Gesicht gegeben. Daneben bist du als Zwillingsschwester meine Seelenverwandte und hast mich in den beschissensten Situationen aufgebaut und unterstützt. Tine. Meine große Schwester. Hättest du mich nicht ständig gepusht und mir Mut gemacht, hätte ich mich vielleicht gar nicht getraut, ein eigenes Buch zu schreiben. Daneben bist du Mutter geworden und hast mir und Annette den süßesten Neffen geschenkt, den man sich nur wünschen kann.

Mama, Papa, Katja, Basti und natürlich mein kleiner Jonathan. Danke, dass ihr mich in allen möglichen Situationen auffangt und immer für mich da seid. Ich habe euch sehr lieb! Und natürlich meine Patenonkels Horst und Klaus und den kompletten Bulla-Clan. Ich kann euch leider nicht alle namentlich erwähnen, aber fühlt euch bitte alle angesprochen.

Auch meinem kuscheligen Co-Autor möchte ich hier danken: Domi, mein kleiner spanischer Straßenkater. Du hast mich beruhigt und bliebst die durchgearbeiteten Nächte mit mir zusammen wach (es liegt mir sehr am Herzen: #adoptdontshop. Es gibt so viele Tiere, die ein sicheres, liebevolles Zuhause suchen).

Aus medizinischer Sicht gilt mein Dank Dr. Wolfgang Bühmann (Facharzt für Urologie), der mir in medizinischen Fragen immer zur Seite stand. Genau wie Prof. Dr. Daniela Schultz-Lampel (Direktorin der Klinik und Chefärztin Kontinenzzentrum Südwest Schwarzwald-Baar-Klinikum und Mitglied im Expertenrat der Deutschen Kontinenz Gesellschaft) und Dr. med. Jessica Kruse. Danke für die fachliche Unterstützung. Vielen Dank an die Deutschen Kontinenz Gesellschaft (insbesondere Julia Ehlers) und die DGU für diese tolle Vermittlung.

Liebe Ulrike und liebes hanserblau-Team. Danke, dass ihr an die Idee und mich geglaubt und mir so viel Vertrauen geschenkt habt. Danke Daniel Mursa fürs Vermitteln. Oh, und natürlich Volker Wittkamp. Ohne diese witzige Verkettung und euren Einsatz wäre das Buch so nie zustande gekommen. Manchmal ist das Leben gespickt mit lustigen Umständen.

Natürlich meine Freunde. Danke fürs Stolz-auf-mich-Sein und An-mich-Glauben. Ohne euch, wäre ich manchmal verzweifelt, hätte aber auch die tollen Momente nicht so genießen können. Es folgt eine kleine aber sehr feine Aufzählung (in alphabetischer Reihenfolge): Andrea, André, Chris, Christina, Claudia, Daniel, Derk, Flo, Frodo, meine Femininnen-Crew, besonders Katja für die tollen Fotos, meine Goldies, Jassi (in Gedanken ganz oft bei euch), Nadine, Simone, Stefanie und Thomas (meine lieben Burzans), Tim, Tobi.

Zu guter Letzt möchte ich auch dir danken, meine liebe Blase. Zu schreiben »Danke, dass du so bist, wie du bist«, wäre eine Lüge. Lieber schreibe ich: »Man wächst mit seinen Herausforderungen.« Sonst säße ich jetzt nicht hier und würde diese Zeilen schreiben.

Ah ja, auch wenn das für einige jetzt vielleicht etwas merkwürdig klingt: Auch mir selber möchte ich danken und sagen, wie stolz ich auf mich bin. Die Scham zu überwinden, Selbstliebe, mich so anzunehmen und lieben, wie ich bin. Danke Birgit!

Wir sind alle einzigartig und es wäre schön und wichtig, uns so zu akzeptieren und sogar zu lieben, wie wir sind. Das tun wir alle viel zu wenig. Lasst uns also alle gegenseitig unterstützen mit allen Makeln, die wir haben. Und Bücher darüber schreiben. Ich bin gespannt und freue mich darauf, was da noch so kommt.

Literatur

Jean-Pierre Barral: *Die Botschaften unseres Körpers: Ganzheitliche Gesundheit ohne Medikamente*, Irisana 2013

Tim Boltz, Jule Gölsdorf: *Harn aber herzlich: Alles über ein dringendes Bedürfnis*, Piper 2015

Nina Brochmann, Ellen Stokken Dahl: *Viva la Vagina: Alles über das weibliche Geschlecht*, S. Fischer 2017

Dr. med. Ines Ehmer: *Patientenratgeber 2019 Blasenentzündung und interstitielle Zystitis: Test – Therapie – Schmerzbekämpfung*, Zuckschwerdt Verlag 2019

Ines Ehmer, Michael Herbert: *Probleme im Intimbereich … damit müssen Sie nicht leben*, 4. Auflage, Zuckschwerdt Verlag 2016

Dr. Andrea Flemmer: *Blasenprobleme natürlich behandeln: So helfen Heilpflanzen bei Blasenschwäche und Blasenentzündung*, Humboldt 2015

Christoph Hammes, Elmar Heinrich, Tobias Lingenfelder: *BASICS Urologie*, 4. Auflage, Elsevier 2019

Richard Hautmann, Jürgen E. Gschwend: *Urologie*, 5., aktualisierte Auflage, Springer Lehrbuch 2014

Dr. Christoph Pies: *Was passiert beim Urologen?* Herbig 2017

Dr. med André Reitz: *Gesunde und starke Blase: Erfolgreiche Behandlung von Blasenstörungen und Inkontinenz*, S. Hirzel Verlag 2010

Gisela Schön, Marco Seltenbach: *Inkontinenz: Ein mutmachender Ratgeber für Betroffene, Angehörige und Pflegende*, Maudrich 2011

R. Tanzberger, A. Kuhn, G. Möbs, U. Baumgartner, M. Daufratshofer, A. Kress: *Der Beckenboden – Funktion, Anpassung und Therapie: Das Tanzberger Konzept*, 4. Auflage, Urban & Fischer Verlag/Elsevier 2019

Volker Wittkamp: *Fit im Schritt: Wissenswertes vom Urologen*, Piper 2018

Leitlinien und Berichte

Arbeitskreis Blasenfunktionsstörungen, G. Primus (Vorsitzender), H. Heidler: *Leitlinien Blasenfunktionsstörungen*, Journal für Urologie und Urogynäkologie 4/2003

AWMF: *Leitlinien für Diagnostik und Therapie in der Neurologie: Diagnostik und Therapie von neurogenen Blasenstörungen*, Entwicklungsstufe: S1, Federführend: Prof. Dr. W. H. Jost, Freiburg 2015

Interdisziplinäre S3 Leitlinie Epidemiologie, Diagnostik, Therapie, Prävention und Management unkomplizierter, bakterieller, ambulant erworbener Harnwegsinfektionen bei erwachsenen Patienten, Aktualisierung 2017

Robert Koch-Institut Statistisches Bundesamt: *Gesundheitsberichterstattung des Bundes*, Heft 39, Harninkontinenz, 2007

Hilfreiche Adressen für Betroffene

Deutsche Kontinenz Gesellschaft
www.kontinenz-gesellschaft.de

Inkontinenz Selbsthilfe e. V Erfahrungsaustausch und Information
https://www.inkontinenz-selbsthilfe.com

Urologenportal: Die Seiten der Deutschen Urologie
https://www.urologenportal.de/patienten/urologensuche.html

Alles rund um die Blase mit Serviceportal von Experten
https://www.dieblase.de

Paruresis Community:
https://www.paruresis.de

Und natürlich www.Pinkelbelle.de